老年人个性化需求系列教材

本教材适用于高技能人才培训基地康养高技能人才培养

自理老年人照护

ZILI LAONIANREN ZHAOHU

总主编◎田奇恒

主　编◎聂麟懿　杜　庆

重庆大学出版社

图书在版编目（CIP）数据

自理老年人照护 / 聂麟懿，杜庆主编. -- 重庆：
重庆大学出版社，2023.10
老年人个性化需求系列教材
ISBN 978-7-5689-4119-8

Ⅰ.①自…　Ⅱ.①聂…②杜　Ⅲ.①老年人—护理
—教材　Ⅳ.①R473

中国国家版本馆CIP数据核字（2023）第150424号

自理老年人照护

主　编：聂麟懿　杜　庆
策划编辑：胡　斌　张羽欣
责任编辑：胡　斌　　版式设计：张羽欣
责任校对：关德强　　责任印制：张　策

*

重庆大学出版社出版发行
出版人：陈晓阳
社址：重庆市沙坪坝区大学城西路21号
邮编：401331
电话：（023）88617190　88617185（中小学）
传真：（023）88617186　88617166
网址：http://www.cqup.com.cn
邮箱：fxk@cqup.com.cn（营销中心）
全国新华书店经销
重庆愚人科技有限公司印刷

*

开本：787mm×1092mm　1/16　印张：15　字数：340千
2023年10月第1版　　2023年10月第1次印刷
ISBN 978-7-5689-4119-8　定价：58.00元

《自理老年人照护》编委会

主　编: 聂麟懿（重庆城市管理职业学院）

　　　　杜　庆（重庆城市管理职业学院）

副主编: 敖　炼（重庆城市管理职业学院）

参　编:（按姓氏笔画排序）

　　　　何　静（重庆城市管理职业学院）

　　　　程　瑜（重庆医科大学附属大学城医院）

　　　　熊　秀（重庆医科大学附属大学城医院）

总 序

　　我很荣幸为本套"老年人个性化需求系列教材"写序言。这是一套创新性的活页式教材，旨在为老年照护服务提供全方位的指导和支持。本套教材的编写，紧密结合了党的二十大报告和国家"十四五"规划提出的实施积极应对人口老龄化国家战略的要求，充分参考国内外相关资料，密切结合行业特色，力求做到科学、权威、实用。

　　人口老龄化是当今世界面临的重大挑战之一，也是中国社会发展的重要课题。中国人口老龄化的特点是规模大、程度深、速度快，给经济社会带来了巨大的压力和影响。如何动员全社会力量，实现健康老龄化，事关国家发展全局，也事关亿万百姓福祉。老年照护服务是应对人口老龄化的重要内容，也是保障老年人基本权益和尊严的必要条件。老年照护服务不仅涉及自理、失能、失智等不同类型的老年人，还涉及介助、安宁等不同阶段的照护需求，同时需要有适合的辅助器具和设备。因此，老年照护服务既需要有专业的知识和技能，也需要有规范的标准和流程。

　　本套教材正是基于这样的背景和需求而编写的，采用活页形式，涵盖自理老年人照护、介助照护、失智老年人照护、失能老年人照护、安宁照护、现代养老辅助器具的选择与应用六大专业模块的关键技能点，针对老年人生命周期进行教学资源开发。每个模块都包含理论知识、操作技能、案例分析、评估测试等内容，既有理论指导，又有实践操作，既有基础知识，又有前沿动态。本套教材不仅提供了最新的知识和技术，还按照国家标准形成了标准化操作流程，有助于促进"岗课赛证"一体化建设。这将有助于提高从业人员的水平和素质，为老年人提供高质量、全面、温馨的照护服务。

　　我相信本套教材将为您提供有价值的知识,帮助您更好地了解老年照护服务。最后,我要感谢本套教材的编委团队,他们的辛勤工作和专业知识使这套教材变得如此丰富和实用。我也要感谢您选择了本套教材,希望您能从中受益,并为推动我国老年照护服务事业作出贡献。

中国社会福利与养老服务协会副会长

重庆市养老服务协会会长

2023 年 7 月

前 言

　　第七次全国人口普查数据显示,我国60岁及以上人口达2.6亿,占总人口数18.7%,人口老龄化是贯穿我国21世纪的长期基本国情。习近平总书记指出:"有效应对我国人口老龄化,事关国家发展全局,事关亿万百姓福祉。"《中国发展报告2020:中国人口老龄化的发展趋势和政策》显示,目前中国老年人口中,60~69周岁的低龄老年人口约有1.4亿,超过高龄失能老年人口。生活自理的低龄老年人无需介助、介护照护,但在精神文化、健康生活等方面的服务需求亟待关注和解决。党的二十大报告提出,推动实现全体老年人享有基本养老服务。为自理老年人营造良好的生活环境和健康支持有利于提高其生活质量,实现老有所乐,老有所养。

　　本教材在行业调研论证的基础上,深入分析自理老年人的服务需求,结合工作岗位要求及职业教育学生学习基础,组织设置教材内容。本教材包含适老化生活环境营造、老年活动策划与组织、老年心理健康促进与维护、老年社会工作服务、老年膳食营养指导、老年安全用药护理、老年应急护理共7个技能模块,29项专业服务技能。

　　本教材以培养照护自理老年人的服务能力为目标,以技能为核心,以实用为导向,以案例为依托,以任务驱动为模式,每个任务设置了技能目标、相关知识、技能导入、技能分析、技能实施、实践思考、技能工单等环节,实现"做中学,学中做",助力学生习得相关技能,提升实践服务能力。

　　本教材既可作为高职院校智慧健康养老服务与管理相关专业的学习教材,也可作为社会养老服务从业人员的培训教材。相信通过对本教材的学习，学生可以更加了解自理老年人的服务需求，进一步熟悉并掌握为自理老年人提供照护服务的相关知识和技能。

本教材由重庆城市管理职业学院聂麟懿、杜庆、敖炼、何静以及重庆医科大学附属大学城医院熊秀、程瑜共同合作编写完成，编者均具备丰富的教学经验和实践经验。在此，我谨对各位编者在成稿过程中付出的辛勤劳动以及编者所在单位的大力支持表示衷心的感谢！

由于编者学识有限，本教材难免存在不妥之处。恳请使用教材的广大师生、读者、养老服务从业人员批评、指正。

主　编

2023 年 7 月

目 录

模块 1：适老化生活环境营造

【模块描述】

　　随着年龄增长，老年人在体力、听力、视力、反应能力等多方面的身体机能都有所下降，给生活带来了极大不便。结合老年人的生理特征、生活习惯以及对空间面积和使用功能的实际需要，通过适老化设计、改造，为老年人营造一个安全、舒适的居住环境，是满足老年人的日常生活需求，为老年人提供生活便利，提升老年人的生活质量水平，保证老年人过上幸福晚年生活的重要保证。

【学习目标】

掌握

（1）室内空间适老化改造评估的流程和方法。

（2）室内各区域适老化设计的要点。

（3）公共空间适老化改造评估的要点。

熟悉

（1）室内空间适老化改造评估的要点。

（2）室内空间适老化改造的原则。

了解

（1）适老化改造评估的概念。

（2）适老化设计、适老化改造的概念。

（3）公共空间适老化改造评估的内容。

技能 1
室内空间适老化改造评估（ZL-1）

【技能目标】

知识目标

（1）掌握室内空间适老化改造评估的流程和方法。

（2）熟悉室内空间适老化改造评估的要点。

（3）了解适老化改造评估的概念。

能力目标

（1）能够全面收集老年人的健康信息，开展老年人的身体状况评估。

（2）能够进行居家环境实测，掌握适老化改造的个性化需求。

（3）能够准确收集、整理评估测量的过程材料。

素质目标

（1）具备沟通协调能力，评估工作开展过程中能够与老年人及其家属做好解释，开展有效沟通，达成共识。

（2）具备良好的团队合作意识，能够与小组成员协同合作，完成评估任务。

【相关知识】

一、基本概念

1. 适老化住宅

适老化住宅是指适应老年人需求的住宅，即符合老年人生理和心理特征，配置有相应辅助设施，供以老年人为核心的家庭居住使用的住宅。

2. 适老化改造评估

适老化改造评估是指根据老年人的身体状况、家庭关系、生活习惯、居室环境情况，帮助其改善居住环境，减少安全隐患。适老化改造评估采用老年人自评、评估者他评、实测、拍照等多种方式相结合。

二、老年人不同时期的适老化改造需求

老年人的身体机能随着年龄的日益增长而逐步下降，生活自理能力逐步减弱。根据老年人生活自理能力的变化，对应的适老化改造需求有所不同，如表 1-1-1 所示。

表 1-1-1　老年人不同时期的适老化改造需求

时期	身体活动表现	适老化改造需求
自理期	吃饭、穿衣、如厕、移动、洗浴等完全依靠自己完成；外出活动、食物烹饪、衣物清洗、家务维持等活动正常进行	提升家居环境安全性，做好防滑、防摔改造；伴随年龄增长，可增加扶手等设施，提升通过性
半自理期	吃饭、穿衣、如厕、移动、洗浴等需要借助扶手、轮椅等辅助设备；上下床、打扫卫生等无法完全依靠自己完成；外出活动、食物烹饪、衣物清洗、家务维持等活动部分需要协助	进行全面的适老化改造，除提升安全性和通过性外，增加包括洗浴扶手、花洒、马桶等主要设施的改造，以及部分家具的高度调整
介护期	吃饭、穿衣、如厕、移动、洗浴等活动需要他人帮助进行；外出活动、食物烹饪、衣物清洗、家务维持等活动无法完成	改善居家安全性、通过性之余，改造床具，增加呼叫设施、升降设施等

三、适老化改造评估要点

1. 老年人健康状况评估要点

重点评估老年人的自理能力、行走情况、患病情况，以及是否有跌倒经历等。具体评估内容如表 1-1-2 所示。

表 1-1-2　老年人健康状况评估

家中是否有行动不便的人：　□ 无　　　　　□ 有（　　　）位	
自理能力	□ 完全自理　　□ 基本自理　　□ 轻度依赖　　□ 完全依赖
健康情况	现患有疾病 □ 心脏病　　　□ 高血压病　　□ 低血压　　□ 糖尿病　　□ 痛风 □ 白内障　　　□ 帕金森病　　□ 卒中　　　□ 支气管哮喘 □ 阿尔茨海默病　　　　□ 风湿性关节炎　　　　□ 骨质疏松 □ 其他_____
是否曾经在家中跌倒过	□ 无　　　　　□ 有（原因）
进食情况	□ 完全自理　　□ 基本自理　　□ 轻度依赖　　□ 完全依赖
穿衣（扣纽扣、拉链、穿鞋）	□ 完全自理　　□ 基本自理　　□ 轻度依赖　　□ 完全依赖

续表

仪表整理 （洗脸、梳头、剃须）	□ 完全自理	□ 基本自理	□ 轻度依赖	□ 完全依赖
洗浴	□ 完全自理	□ 基本自理	□ 轻度依赖	□ 完全依赖
如厕	□ 完全自理	□ 基本自理	□ 轻度依赖	□ 完全依赖
走动（可用助行器）	□ 完全自理	□ 基本自理	□ 轻度依赖	□ 完全依赖
上楼梯	□ 完全自理	□ 基本自理	□ 轻度依赖	□ 完全依赖
视力	□ 疼痛　　□ 流泪　　□ 发痒　　□ 水肿 □ 视力减退　　□ 使用助视器：近视、远视眼镜			
使用电话	□ 能自己打电话　　　　□ 能拨熟悉的电话 □ 能接但不能打电话　　□ 不能使用电话			
服药能力	□ 能主动准确服药　　　□ 能服用准备好的药物 □ 不能正确服药			
听力	□ 听力下降　　□ 使用助听器　　□ 异常分泌物　　□ 耳鸣　　□ 眩晕			
鼻部	□ 流涕　　□ 异常分泌物　　□ 鼻出血　　□ 疼痛 □ 嗅觉异常　　□ 鼻塞			
口 / 咽喉	□ 疼痛　　□ 溃疡　　□ 嘶哑　　□ 吞咽困难 □ 牙龈出血　　□ 味觉迟钝　　□ 龋齿　　□ 义齿　　□ 打鼾			
意识状况	□ 清醒　　□ 嗜睡　　□ 模糊　　□ 浅昏迷　　□ 深昏迷			
情绪表现	□ 平静　　□ 不安　　□ 急躁　　□ 激动 □ 忧虑　　□ 冷漠			
决断与认知	□ 独立，合理　　□ 需要他人提示或指引　　□ 不能做任何决定			
参加的社会 活动类型	□ 公园　　□ 老年活动站　　□ 老年大学 □ 其他（注明）_____			
是否需要使用辅具	□ 否 □ 是（辅具的类型、型号及尺寸_____）			

2. 整体居住环境评估要点

重点评估老年人居住环境的整体情况，包括：空间的通过性是否满足老年人借助辅具或搀扶行走；日常活动路线是否合理，沿线是否安全，有没有高差；家中各房间是否有防跌防撞保护措施；家中各房间地面材料是否防滑；家中是否有紧急呼叫报警设备；室内照明强度是否适中、柔和、明亮，是否方便老年人视物；桌椅、沙发等家具是否适合老年人使用，是否满足安全、舒适的要求等。具体评估内容如表1-1-3所示。

表 1-1-3　居家环境评估要点

居家环境整体评估要点	分数			备注
	1	2	3	
1. 照光是否够明亮，方便老年人可以看清屋内物品、家具、通道等位置				1. 白天需要开灯才够明亮 2. 白天需要开灯才够明亮,但通常不开灯 3. 白天不需要开灯,足够明亮
2. 屋内的电灯开关是否都有明显的特殊设计（如有开关外环显示灯或荧光贴条）				1. 无明显特殊设计 2. 有明显特殊设计
3. 光线强度是否会使老年人感到眩晕或看不清物品位置				1. 光线较弱,使人看不清物品 2. 光线较强,使人感到眩晕 3. 光线强度适中,使人眼睛舒适且能看清物品
4. 若有小地毯,小地毯内是否有牢固的防滑地垫				1. 无牢固的防滑地垫 2. 有牢固的防滑地垫
5. 地板是否不反光且防滑				1. 地板反光且不防滑 2. 地板不反光或防滑 3. 地板不反光且防滑
6. 走道是否装设有扶手或安全绳,可协助老年人行动				1. 未设有扶手或安全绳 2. 设有扶手或安全绳
7. 家具（椅子、茶几等）是否足够坚固,可为老年人行动提供支持				1. 不够坚固且不能提供支持 2. 足够坚固且能提供支持
8. 家具（椅子、茶几等）边缘或转角处是否光滑且无直角突出（圆弧形）,不易绊倒人				1. 尖锐直角,易绊倒人 2. 圆弧形,不易绊倒人
9. 家中老年人使用的床附近是否放有移动马桶、便携式接尿器或插入式便器				1. 没有 2. 有但需要家属协助完成排泄 3. 有且老年人能自己使用
10. 家中老年人常使用的椅子高度（质地较硬）是否可使其容易起身、坐下,是否配有扶手以协助移动				1. 椅子高度不适合老年人起身、坐下且无扶手 2. 椅子高度适合老年人起身、坐下并配有扶手
11. 家中是否配有助起沙发,辅助老年人起身、站立				1. 未曾配有 2. 配有助起沙发但需要家属协助完成站起 3. 配有助起沙发且老年人能自己操作
12. 老年人使用的设备（如轮椅、拐杖、半拐杖、辅助车等）是否都放在固定位置,方便使用				1. 设备缺少或损坏 2. 未放在固定位置 3. 放在固定位置
13. 家中是否运用对比的素色（非花色、波浪或斜纹）区分门内、楼梯及高度的变化（黄色和白色不易分辨,应避免）				1. 未做对比区分 2. 有对比区分

续表

居家环境整体评估要点	分数			备注
	1	2	3	
14. 家中有无高度与地面落差太大的门槛				1. 落差在 10 cm 以上 2. 落差在 10 cm 以下 3. 无落差（0 cm，平地）
15. 延长线与电线是否固定				1. 无固定且易绊倒人 2. 固定且不易绊倒人
16. 门距是否够宽，方便老年人进出				1. 宽度在 90 cm 以下 2. 宽度在 90~100 cm 3. 宽度在 100 cm 以上
17. 门把是否采用 U 形把手				1. 不采用 U 形把手 2. 采用 U 形把手
18. 走道宽度是否在 120 cm 以上，并保持畅通（方便轮椅在走道上有回转空间）				1. 宽度在 120 cm 以下 2. 宽度等于 120 cm 3. 宽度在 120 cm 以上
19. 地面是否防滑				1. 防滑效果较差 2. 防滑效果良好 3. 防滑效果显著

注：（1）请在对应的分数一栏内打钩，分值越高代表整体安全性及舒适性越好。

（2）整体安全性及舒适性评估合计 19 个测量项，总分值 48 分，如单项评估未达最高分，则需要进行相应的适老化改造。

3. 卫生间评估要点

重点评估老年人居所的卫生间洗浴空间是否有干湿空间分隔；洗浴空间、马桶及洗手盆是否设有安全防跌倒扶手；老年人能否坐下来洗澡，如需帮助是否有足够空间；是否有坐式马桶，是否方便老年人日常如厕冲洗等。具体评估内容如表 1-1-4 所示。

表 1-1-4 卫生间评估要点

卫生间评估要点	分数			备注
	1	2	3	
1. 门槛与地面是否落差不大，不会将人绊倒				1. 门槛在 20 cm 以上 2. 门槛在 15~20 cm 3. 门槛在 10~15 cm
2. 地板是否经常保持干燥				1. 经常潮湿 2. 偶尔潮湿 3. 地板干燥

卫生间评估要点	分数			备注
	1	2	3	
3. 浴室地板是否铺设防滑排水垫				1. 未铺设防滑排水垫 2. 有铺设防滑排水垫
4. 浴室是否配有洗澡椅				1. 无洗澡椅 2. 配有洗澡椅且需要家属照护 3. 配有洗澡椅且无需家属照护
5. 浴缸或淋浴间是否有防滑条或防滑垫				1. 无防滑条或防滑垫 2. 有防滑条或防滑垫
6. 浴缸高度是否低于膝盖				1. 浴缸高度 > 膝盖高度 2. 浴缸高度 = 膝盖高度 3. 浴缸高度 < 膝盖高度
7. 浴缸旁是否有防滑椅,可坐下休息				1. 无防滑椅 2. 无防滑椅,但有其他东西可以坐下休息 3. 有防滑椅
8. 浴缸旁是否设有抓握的固定扶手可用,且扶手高度为 80~85 cm,与墙壁间隔 5~6 cm				1. 未设有扶手 2. 设有扶手,但高度不合适 3. 扶手高度为 80~85 cm,与墙壁间隔 5~6 cm
9. 马桶旁是否设有抓握的固定扶手可用,且扶手高度为 65~70 cm				1. 未设有扶手 2. 设有扶手,但高度不合适 3. 扶手高度为 65~70 cm
10. 洗手台旁是否设有抓握的固定扶手				1. 未设有扶手 2. 设有扶手可使用
11. 是否使用坐式马桶且高度适当,方便老年人起身及坐下				1. 非坐式马桶 2. 坐式马桶,但高度不合适 3. 坐式马桶高度合适,约 40 cm
12. 热水器是否设置于室外通风的地方				1. 设置于室内 2. 设置于室外但不通风的地方 3. 设置于室外通风的地方
13. 是否加装夜间照明装置,如感应式或触控式小灯				1. 未装有夜间小灯 2. 装有夜间小灯
14. 蹲坑是否加装坐便椅				1. 未装有坐便椅 2. 装有坐便椅
15. 浴室与厕所是否分开,到浴室的通道能否无障碍行动				1. 未做到如厕和洗浴分区 2. 如厕、洗浴分区,但通过性较差 3. 如厕、洗浴分区,通过性良好

注:(1)请在对应的分数一栏内打钩,分值越高代表整体安全性及舒适性越好。

（2）浴室安全性及舒适性评估合计 15 个测量项,总分值 40 分,如单项评估未达最高分,则需要进行相应的适老化改造。

4. 卧室评估要点

重点评估老年人居所的卧室床的摆放位置是否恰当，高度、硬度是否合适；地面是否防滑；光线是否充足等。具体评估内容如表 1-1-5 所示。

表 1-1-5　卧室评估要点

卧室评估要点	分数			备注
	1	2	3	
1. 夜灯或床侧灯光是否满足夜间活动				1. 没有留夜灯 2. 留有夜灯，但光度不够 3. 光度足够
2. 从床到浴室的通道能否无障碍行动（尤其是晚上），卧室是否放有便器				1. 通道有障碍且影响行走 2. 通道有障碍但不影响行走 3. 通道无障碍
3. 床的高度是否合适（40~50 cm，膝盖高度），上下床能安全移动				1. 床的高度低于 40 cm 或高于 50 cm 2. 床的高度为 40~50 cm
4. 床垫边缘能否防止下跌，床垫的质地是否较硬（提供良好的坐式支持）				1. 两者均未符合 2. 床垫边缘能防止下跌或床垫较硬 3. 床垫边缘能防止下跌且床垫较硬
5. 地板是否不滑且平整无突出，避免老年人被绊倒				1. 两者均未符合 2. 地板不滑或平整无突出 3. 地板不滑且平整无突出
6. 老年人是否能从衣柜内拿取物品，且不需要踮脚尖或椅子				1. 需要椅子 2. 需要踮脚尖 3. 不需踮脚尖或椅子
7. 家具及墙壁是否有特殊防护设计（如铺设软布，转角处装有保护装置）				1. 无特殊防护设计 2. 有特殊防护设计
8. 床边或床头是否设置手电筒和紧急呼叫设备				1. 尚未设置手电筒或紧急呼叫设备 2. 设置手电筒或紧急呼叫设备 3. 设置手电筒和紧急呼叫设备

注：（1）请在对应的分数一栏内打钩，分值越高代表整体安全性及舒适性越好。

（2）卧室安全性及舒适性评估合计 8 个测量项，总分值 22 分，如单项评估未达最高分，则需要进行相应的适老化改造。

5. 厨房评估要点

重点评估老年人居所的厨房操作台高度是否适中，是否方便老年人操作；橱柜把手及吊柜高度是否合适，是否方便老年人拿取物品；地板是否防滑等。具体评估内容如表 1-1-6 所示。

表 1-1-6 厨房评估要点

厨房评估要点	分数			备注
	1	2	3	
1. 老年人是否能够拿到储藏室的东西，不需要踮脚尖或椅子				1. 需要椅子 2. 需要踮脚尖 3. 不需要踮脚尖或椅子
2. 地板是否保持干燥且不油腻				1. 潮湿且油腻 2. 潮湿或油腻 3. 干燥且不油腻
3. 是否有布制的防滑垫在地上，以吸收溅出的水和油				1. 无布制的防滑垫 2. 其他材质防滑垫 3. 布制的防滑垫
4. 厨房设计是否符合人体工学，操作台的高度是否超过 79 cm				1. 高度超过 79 cm 2. 高度不超过 79 cm
5. 如果要拿较高的东西，踏脚凳的高度是否适当				1. 高度超过 25 cm 2. 高度为 20~25 cm 3. 高度为 15~20 cm
6. 踏脚凳的踏板是否无损坏且能防滑				1. 踏板已损坏 2. 踏板无防滑 3. 踏板无损坏且能防滑
7. 踏脚凳的脚架是否够坚固且无磨损				1. 脚架已损坏 2. 脚架不够坚固 3. 脚架够坚固且无磨损
8. 照明是否充足，操作台上方是否设置局部照明				1. 照明不足且未设置局部照明 2. 照明不足或未设置局部照明 3. 照明充足且设置局部照明

注：（1）请在对应的分数一栏内打钩，分值越高代表整体安全性及舒适性越好。

（2）厨房安全性及舒适性评估合计 8 个测量项，总分值 23 分，如单项评估未达最高分，则需要进行相应的适老化改造。

6. 其他空间（客厅、餐厅、玄关、储物间、走廊、阳台等）评估要点

（1）客厅、餐厅与厨房、阳台、老年人卧室、卫生间是否有回游动线（加强视线交流与声音穿透）。

（2）玄关是否可以坐下来换鞋，有无组合鞋柜用于放置鞋子、雨具、手袋、大衣等物品。

（3）储物空间是否设置合理，动线合理，分隔合理，能够分类收纳家中杂物。

（4）阳台内外是否没有高差，方便老年人行走通过，且有合理的晾晒空间和设备。

四、评估中的注意事项

（1）评估工作开展中，要灵活运用评估工具，能迅速在纷乱且陌生的环境中发现问题，抓住重点。

（2）入户后应尽可能多地与老年人沟通，充分了解老年人的生活习惯和需求。

（3）入户时间不宜过长，测量、拍照、询问、记录等工作要合理分工，尽可能在1小时内完成。

（4）评估结束应该请老年人或家属签字确认信息。

【技能导入】

魏爷爷，65岁，独居，生活完全自理。目前居住于职工家属楼，该房屋属于老式居民楼的多层住宅，两室一厅，房屋较陈旧，缺乏安全保护设施。某日，魏爷爷夜间如厕，不慎滑倒摔伤，经治疗后痊愈出院。魏爷爷及家属现提出对室内居住环境进行改造升级，以提升居家安全。请你对魏爷爷住所进行改造前的评估。

【技能分析】

一、老年人的基本信息及居室基本情况

（1）65岁的独居老人，男性，目前生活完全自理。

（2）住所为老式多层居民楼，两室一厅。

（3）老年人及家属皆有改造住宅的意愿。

二、老年人居住环境中存在的重点问题

该房屋存在严重的跌倒安全风险，结合老年人及家属的改造需求，重点评估房屋在房屋通道、防跌防撞设置、线路照明等安全性方面存在的问题。

三、运用评估表进行现场评估

（1）收集老年人的健康信息。

（2）与老年人及家属充分沟通，了解其改造需求。

（3）运用评估工具开展现场测量，做好记录。

【技能实施】

一、操作流程

室内空间适老化改造评估的操作流程如表1-1-7所示。

表 1-1-7　操作流程

环节	步骤	注意事项
准备	物品准备：记录表、相机、卷尺、评估表、鞋套、笔等	
	人员准备：着装规范整洁，携带工作证件	
	沟通：与老年人/家属做好沟通解释，约定上门评估时间	
评估流程	（1）成员介绍：向老年人及家属进行自我介绍，说明来意，取得其配合	
	（2）开展家庭情况评估：对人口数量、家庭结构、照护者、照护内容进行评估	
	（3）开展身心状况评估：对老年人的身高、体重、照护等级、日常行动能力进行评估；可采取实地观察法和访谈调查法，对老年人的行动、听觉、视觉、进食、洗浴、如厕能力进行评估，关注跌倒史、现有及过往病史；可参考老年人近期的体检报告或照护评估等级；在有条件的情况下，了解老年人的兴趣爱好、锻炼活动、社会交往需求	
	（4）改造意愿评估：了解老年人及家属的改造意愿强弱程度、主要改造诉求，以及改造期间是否有临时居所	
	（5）房屋情况评估：了解房屋权属、房屋成套情况、建造时间、结构类型、房屋新旧状态、电梯配备等	
	（6）居室环境实地测量评估：对居室所在楼层、套型类别、户型功能布局合理性、家具、设备及网络配备情况进行全面排摸，遵循安全预防、功能补充、舒适便利的原则，宜分别对入户空间、客厅、餐厅、卧室、厨房、卫生间、走道、阳台区域进行分析，评估各空间的无障碍程度，开展实地测量，结合评估表和老年人及家属的改造需求，对房屋各重点区域进行详细测量、评分，并拍照记录	
总结	根据评估结果，撰写老年人的居住环境适老化改造需求评估总结，由老年人或家属签字确认	
整理	工作人员整理物品，与老年人及家属道谢离开	

二、操作注意事项

（1）开展评估工作前，应提前与老年人及家属沟通解释评估事宜，约定好评估时间。

（2）评估工作开展过程中，应注意入户礼仪，着装规范整洁，佩戴工作牌。

（3）评估工作开展过程中，应让老年人及家属进行改造意愿自评，了解老年人的首要改造需求，便于更有针对性地开展现场测量。

【实践思考】

（1）入户评估前，为提高评估工作效率，需要做哪些准备？

（2）入户评估收集信息时，如果老年人或家属不予配合，你应当如何处理？

【技能工单】

技能名称	室内空间适老化改造评估	学时		培训对象	
学生姓名		联系电话		操作成绩	
操作设备		操作时间		操作地点	
技能目的	1. 掌握室内空间适老化改造评估的要点。 2. 能够收集和识别准确信息，开展评估工作。 3. 能够熟悉评估要点，完成现场实测。 4. 能与被评估老年人及家属进行有效的沟通交流。 5. 能与团队成员合理分工，提高评估工作效率。				
技能实施	准备	1. 2. 3.			
	评估流程	1. 2. 3. 4. 5. 6.			
	总结				
	整理				
教师评价					

【活页笔记】

技能名称	室内空间适老化改造评估	姓名		学号	
实践要求	结合技能实施流程，以小组为单位开展室内空间适老化改造评估的模拟操作，组员分别扮演老年人、老年人家属及评估工作人员，完成练习。一轮练习结束后，组员交换角色再次练习。				
实践心得体会					
反思与改进					
教师评价					

技能 2
室内空间适老化改造建议（ZL-2）

【技能目标】

知识目标

（1）掌握室内空间各区域适老化改造的要点。

（2）熟悉室内空间适老化改造的原则。

（3）了解适老化设计、适老化改造的概念。

能力目标

（1）能够准确把握老年人的改造目标。

（2）能够提出符合适老化设计要点和老年人改造需求的室内空间适老化改造建议。

素质目标

（1）具备沟通协调能力，评估中能够和老年人及家属顺畅交流，达成共识。

（2）具备良好的团队合作意识，能够与小组成员协同合作，完成任务。

【相关知识】

一、基本概念

1. 适老化设计

适老化设计是为满足老年人的个人生活和社会生活需要，并根据老年人的生理、心理特点和行为特征，结合无障碍设计，引入应急系统，具体对居住空间和公共空间进行"满足老年人生活需求"的设计。

2. 适老化改造

适老化改造是指通过对老年人家庭的通道、居室、厨房、卫生间等生活场所，以及家庭配置、生活辅助器具、细节保护等作一定的调整或修造，以利于老年人的日常生活和活动，缓解老年人因生理机能变化导致的不适应，避免老年人受到人身伤害，增强老年人居家生活的安全性和便利性，创造安全、舒适的养老环境。

二、适老化改造的原则

1. 安全性原则

适老化改造应保障老年人的居家安全。例如，厕所应该设有安全扶手，地面应该具备防滑性等。适老化改造首先应当考虑的是符合老年人日常生活使用的安全性，包括防跌倒，遇险情安全报警，如厕、洗浴安全，居住环境安全（空气、声、光、热、风等），适老家具、辅助器具使用安全等。

2. 灵活性原则

适老化设计应做到可灵活改造。第一，保证家具摆放的灵活性。老年人居家空间形状及尺寸的设定应使家具布局具有一定的灵活性。例如，可以根据季节的更替或老年人的需求来变换家具的摆放位置。第二，老年人居家空间一般较小，为提高空间改造的灵活性，应尽量避免用砖墙来限定空间。例如，当老年人行动自如时，可以用轻质隔墙、隔断或家具来围合成稳定的门厅空间，便于沿墙面布置储物家具；当老年人乘坐轮椅时，可以拆除或改建隔墙，根据实际需求加大门厅的宽度，或者改为敞开式门厅，以确保轮椅通行和护理人员操作所需空间。

3. 舒适性原则

适老化改造时要充分考虑老年人的活动规律，处理好空间关系、空间尺寸和空间比例，合理配置陈设与家具，妥善解决室内通风、采光与照明，注意室内色调的总体效果。绿化是改善室内环境的重要手段，可利用绿化连接室内外环境，扩大室内空间感，美化空间。

4. 适用性原则

适老化改造要为老年人创造出一个健康、合理的生活和休息环境，设备与设施需要按照老年人的人体尺度和心理、生理特点进行设计，并符合老年人和照顾者的需求、习惯及使用要求。

5. 经济性原则

适老化改造应科学合理，要考虑老年人的经济情况，杜绝铺张浪费，要求既能把造价控制在既定的数额之内，又能取得满意的使用效果。

三、室内空间适老化设计与改造要点

1. 卧室的适老化设计与改造要点

（1）空间尺寸适宜。老年人卧室面宽建议在 3.6 m 以上，确保床尾与对面家具、墙体有大于 800 mm 的距离以保证轮椅通过，如图 1-2-1 所示。

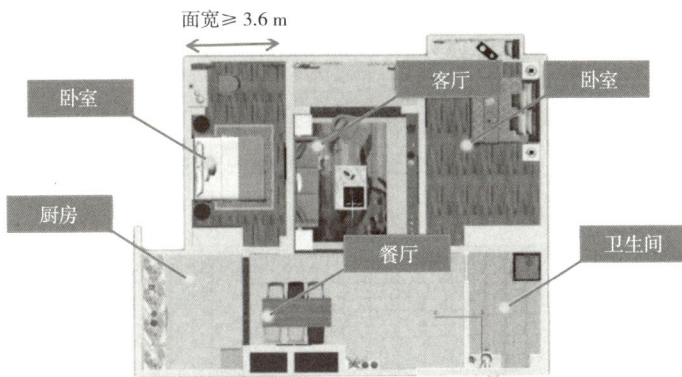

面宽 ≥ 3.6 m

卧室　　客厅　　卧室

厨房

餐厅　　卫生间

图 1-2-1　卧室尺寸要求

（2）设置活动区域。留出集中活动区域，保证老年人有空间在室内晒太阳、读书、与家人交谈等，活动区域尽量靠近窗户。

（3）床边空间往往需要设置足够的台面，让老年人在手能方便够到的范围内拿取物品，床头设置按钮与拉绳结合的紧急呼叫设备，拉绳末端距离地面高度不宜大于 300 mm。

（4）对于介护老人，护理床一侧应有不少于 900 mm 的通行宽度，保证护理人员与老年人搀扶通行距离。

2. 卫生间的适老化设计与改造要点

（1）确保出入口无高差。卫生间地面如果低于其他地面，应设置缓坡过渡。

（2）设置安全扶手。面盆、马桶、淋浴花洒、浴缸几个区域应设置水平和垂直扶手，如图 1-2-2 所示。

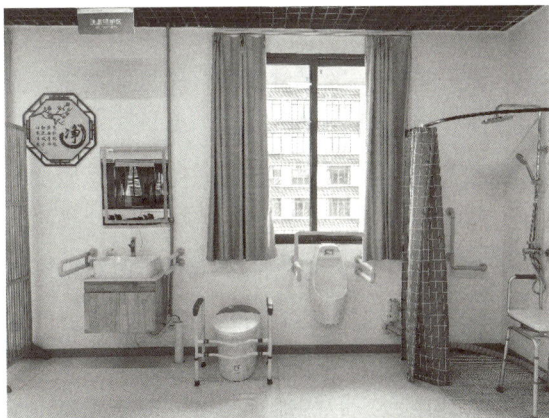

图 1-2-2　卫生间扶手安装效果图

（3）地面要防滑。卫生间区域地面要采用防水、防滑的材料，无釉防滑地砖、橡胶地材都是比较理想的选择；如果卫生间配有浴缸，浴缸底部应放置防滑地垫。

（4）设置紧急呼叫装置。在距离地面 400~1000 mm 高度设置紧急呼叫按钮，一般可设置于马桶一侧、洗浴区附近，还可在装置末端设置距离地面 100 mm 以内的拉绳。

（5）使用坐便器（马桶）。坐便器旁设紧急呼叫按钮及 L 形扶手。

（6）面盆高度适中。面盆上沿离地面 800 mm 左右，台面宽度小于 600 mm。水龙头采用杠杆型或掀压型，面盆旁应设计有扶手。对于轮椅老人，面盆宜采用凹入式设计。

（7）洗浴空间注意防滑。淋浴喷头下方要设置淋浴凳，浴缸应设计过渡台面，周围应安装水平和垂直扶手，如图 1-2-3 所示。

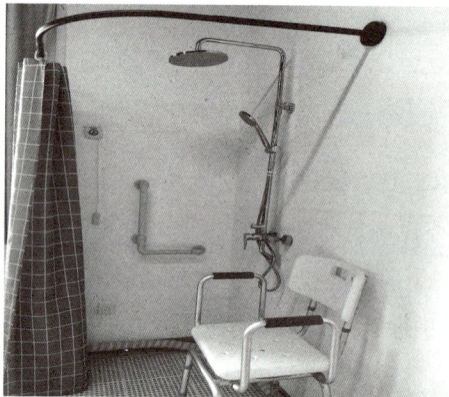

图 1-2-3　洗浴空间改造效果图

（8）卫生间门应开关方便且安全。卫生间门应为外开（防止老年人摔倒挡住内开门，影响救助者进入）或推拉门，门净宽不小于 850 mm。

（9）其他。卫生间应注意冬季供暖设备的安装。

3. 客厅、餐厅的适老化设计与改造要点

（1）合理摆放家具。客厅的坐席区尽量面对玄关方向设置，方便老年人坐在客厅就可以了解到入户门附近的情况，增强安全感。

（2）开关、电源插座使用方便。大面板开关及电源插座应安装在方便使用的位置，电器插座高度为 400~500 mm。

（3）沙发等坐具设置舒适。老年人常坐的沙发坐面应略带硬度，利于老年人起立或落座时施力；沙发靠背高，对头部、颈部有良好的支撑；沙发扶手应便于老年人起立或落座时撑扶，打盹时枕靠。

（4）餐厅宜靠近厨房，使上菜、取放餐具等活动更为便捷，避免老年人手持餐具行走距离过长。

（5）餐桌下空档处的高度保证腿部及轮椅可推入。

（6）若有坐轮椅的老年人，应为其留出用餐专座。专座的位置应方便轮椅进出，宜设在餐桌空间较大的一侧。

4. 门厅（玄关）的适老化设计与改造要点

（1）进深小且开敞的门厅有利于老年人活动，采光较好。

（2）提供扶靠、安坐的条件。应在门厅为老年人提供坐凳、扶手或扶手代替物，便于老年人安坐和扶靠。

（3）合理安排家具布局。玄关处的空间尺寸（除去周围家具的净尺寸）至少应保证轮椅的回转半径，考虑留出护理人员的操作空间。在玄关设置信息提示板，提醒老年人出门前容易忘掉的事情，弥补老年人记忆衰退带来的不便。

（4）入户门门槛高度处理。入户门处通常会有门槛，不利于老年人和轮椅的进出，应尽量取消或设置安全辅助设施。

5. 厨房的适老化设计与改造要点

（1）方便的操作台设计。设计合理的操作流线，操作台下空间净高不应低于 650 mm，可设置不低于 300 mm 的进深以便轮椅老人操作使用，如图 1-2-4 所示。

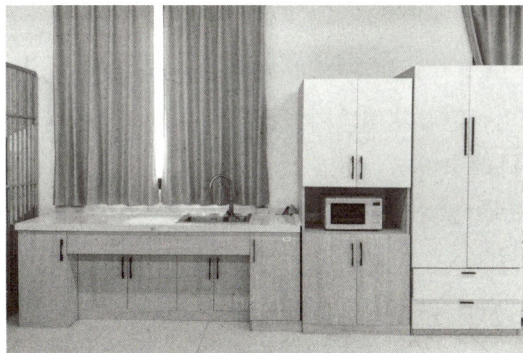

图 1-2-4　厨房操作台设计效果图

（2）要特别考虑操作台的局部照明。对于采光条件不好的厨房，可以在操作台和水池上方设置人工照明，以弥补自然采光的缺陷，如布置条形采光带，多个灯具有利于消除阴影。

（3）安全操作装置。应使用安全的燃气设备，并设有煤气泄漏报警装置、漏电保护装置及烟雾火灾报警装置，以应对煤气中途熄灭或忘记关煤气等情况。尽量使用没有明火的电磁炉等厨房器具。

（4）防滑、防污地面。厨房区域地面要采用防滑材料，厨房进出口应消除高差。

6. 阳台的适老化设计与改造要点

（1）玻璃窗阳台需要有高度不低于 1100 mm 的栏杆扶手。

（2）消除阳台内外高差。

（3）采用防滑、易清洁面砖。

四、注意事项

（1）注意房间的通过性。通道要考虑未来使用轮椅的通过性以及紧急情况下使用担架时自由回转所需的最小宽度。避免室内出现高差，如果有，应该做缓坡处理。

（2）注重门的安全性设计。推拉门优于平开门，平开门应当外开，不宜选择玻璃门，门把手宜选用下压式把手或 U 形把手，方便不同站位的老年人使用。

（3）做好防跌倒、防撞的设计规划。地面采取防滑设计，卫生间、厨房等区域地面应采用浸水后仍能防滑的材料，防止积水的产生。卫生间、浴室等重点区域设置手扶抓手。

（4）保持充足的照明。厨房隐蔽管线位置，设置局部附加照明。卫生间和玄关位置，设置低位感应照明。各房间亮度应均匀柔和，避免产生强烈的变化；选用柔和漫射的光源，避免采用射灯。

（5）增设紧急呼叫装置。卧室和卫生间设置紧急呼叫报警按钮，厨房设置煤气探测报警装置和火灾探测报警装置。

【技能导入】

李爷爷今年 68 岁，其老伴刘奶奶今年 66 岁。老两口居住在南方小区多年。半年前，刘奶奶车祸受伤后移动出行需要使用轮椅或拐杖，其他日常生活活动基本能够独立完成。老两口日常生活可基本自理。

老两口居住的房屋年代久远，杂物较多，房屋通道狭窄，室内存在高差，行动诸多不便。老两口最近想对房屋进行改造，要求不改变房屋主体结构和功能，改造后房屋能更加安全、舒适、便利，符合刘奶奶的特殊情况，适合轮椅老人居住，且能满足适老化要求。前期工作人员已经完成评估、测量，房屋重点问题如表 1-2-1 所示，请你提出改造建议，确定初步改造方案。

表 1-2-1　房屋具体问题

空间区域	存在的问题
卧室	(1)通过性存在问题，轮椅通道狭窄； (2)储物空间不足，房间杂乱
卫生间	(1)出入口存在高差； (2)坐便器无扶手； (3)面盆不是凹入式，不适合轮椅老人使用； (4)淋浴区存在高差，空间不足，无防滑凳、扶手； (5)防滑地垫不稳固； (6)光线差
客厅	(1)家具尖角较多； (2)沙发过软，高度过低

空间区域	存在的问题
厨房	(1)烟雾报警器损坏； (2)操作光线差； (3)吊柜过高

【技能分析】

一、老年人的基本情况

（1）老两口皆为 65 岁以上老年人，刘奶奶移动出行需要使用轮椅，大部分活动能独立完成。

（2）老两口共同居住，日常生活基本能自理。

二、房屋基本情况

（1）卧室：轮椅回转空间小，房屋杂乱，储物空间不足。

（2）卫生间：出入口和淋浴区存在明显高差；设有坐便器，但未设置安全扶手；面盆不是凹入式，不适合轮椅老人使用；淋浴区无防滑凳、扶手；整体光线不足；防滑地垫不够稳固。

（3）厨房：台面高度不符合适老化要求，操作台光线较差，烟雾报警设备损坏。

（4）客厅：家具尖角较多，沙发不适合老年人。

三、老年人对居住环境的设计改造要求

（1）不改变房屋主体结构和功能，改造要经济实用。

（2）改造要充分符合适老化要求，改造后应该更加安全、舒适、便利，符合刘奶奶的特殊情况，适合轮椅老人居住。

（3）改造方案应该具有前瞻性，要能满足适老化要求，利用潜伏设计，考虑今后改造护理空间、添加适老设备的可能性。

四、提出适老化设计改造建议

根据老年人的需求，结合适老化设计改造要点，提出适老化设计改造建议。

【技能实施】

一、操作流程

室内空间适老化改造建议的操作流程如表 1-2-2 所示。

表 1-2-2　操作流程

环节	步骤	注意事项
准备	物品准备：纸、笔、电脑等	
	人员准备：具备适老化改造专业知识；具备沟通能力，能够与老年人顺畅沟通	
初步确定改造思路	1. 卧室适老化改造建议 考虑老年人的身体状况、生活习惯及改造需求，结合前期改造评估结果，确定卧室适老化设计要点，提出改造建议： • 床具靠墙：增加床旁一侧的轮椅通道，方便轮椅老人上下床，以及夜间轮椅的放置； • 杂物处理：在其他空间如客厅、走廊、阳台增设储物柜，清理不必要的杂物旧物，提升卧室的舒适度和通过性	
	2. 卫生间适老化改造建议 考虑老年人的身体状况、生活习惯及改造需求，结合前期改造评估结果，确定卫生间适老化设计要点，提出改造建议： • 消除卫生间出入口高差； • 内开门改为滑门； • 增设马桶、洗浴盆和淋浴区安全扶手； • 淋浴区改造为淋浴隔断，增设防滑淋浴凳，注意地漏改造； • 定制轮椅老人适用的洗漱台柜； • 移除不稳固防滑地垫，地面铺设防滑砖； • 增加照明 LED 灯瓦数； • 移除不必要的杂物	
	3. 客厅 / 餐厅适老化改造建议 考虑老年人的身体状况、生活习惯及改造需求，结合前期改造评估结果，确定客厅 / 餐厅适老化设计要点，提出改造建议： • 更换适老化沙发； • 对尖角家具做圆角处理； • 更换高度不合适的餐桌	
	4. 厨房适老化改造建议 考虑老年人的身体状况、生活习惯及改造需求，结合前期改造评估结果，确定厨房适老化设计要点，提出改造建议： • 橱柜地柜改为内凹，方便轮椅老人使用； • 更改吊柜高度，增加下拉栏设计； • 增设局部照明； • 增设烟雾报警器	
讨论修改	整理初步改造方案，结合参照图制作 PPT，向老年人及家属进行解释沟通，讨论改造建议并修改	
提交建议	确定改造建议，将初步改造方案提交设计师做进一步全屋改造设计	

二、操作注意事项

（1）室内适老化改造前应充分了解老年人的生活习惯，改造要考虑到老年人的易用性和舒适性。要设有老年人常用物品（如拐杖、手扶车、轮椅）的临时放置空间。家具和台面的设置，要考虑轮椅的通过性；窗台面的高度设置，要考虑轮椅使用者的视线。

（2）由于家中有轮椅老人，应特别注意门净宽不得小于 1100 mm，内门通行宽度不得小于 800 mm，门的把手选用旋臂较长的拉柄，拉柄高度为 900~1000 mm。

【实践思考】

（1）当老年人提出的房屋改造意见不符合适老化设计原则时，怎么解决？

（2）查阅资料，思考在适老化设计与改造中可以用到哪些智能化家居产品以提高老年人的生活品质？

【技能工单】

技能名称	室内空间适老化改造建议	学时		培训对象	
学生姓名		联系电话		操作成绩	
操作设备		操作时间		操作地点	
技能目的	1. 掌握室内空间各区域适老化改造的要点。 2. 能够与老年人进行有效的沟通交流。 3. 能够准确把握老年人的改造目标。 4. 能够提出符合适老化要求和老年人需求的个性化室内改造建议。				
技能实施	准备	1. 2.			
	初步确定改造思路	1. 2. 3. 4.			
	讨论修改				
	提交建议				
教师评价					

【活页笔记】

技能名称	室内空间适老化改造建议	姓名		学号	
实践要求	结合技能实施流程，以小组为单位开展室内空间适老化改造建议的模拟操作，组员分别扮演老年人、老年人家属及评估工作人员，完成练习。一轮练习结束后，组员交换角色再次练习。				
实践心得体会					
反思与改进					
教师评价					

技能 3
公共空间适老化改造评估（ZL-3）

【技能目标】

知识目标

（1）掌握公共空间适老化改造评估的要点。

（2）熟悉公共空间适老化改造评估的内容。

能力目标

能够灵活运用评估工具，完成公共空间适老化改造评估。

素质目标

（1）能够与团队成员合理分工，提高评估工作效率。

（2）能够与社区工作人员、物业工作人员、社区常住老年人进行有效的沟通交流，了解其改造需求。

【相关知识】

一、基本概念

公共空间适老化改造评估是对房屋类型、结构、楼道、出入口、设备设施、附加设施等部位的综合情况和居民改造诉求进行评估。

二、公共空间适老化改造评估要点

公共空间应满足日常通行、担架通行、紧急疏散、驻足休憩及交流等需求。

1. 出入口的适老化改造评估要点

现有的出入口普遍与室外地面有一定的高差。评估单元出入口的改造时，应考虑老年人的行动能力，通过设置满足老年人特殊使用要求的平坡、台阶、轮椅坡道、警示标识等设计手段和措施，确保高差处的日常使用安全。

（1）对于室内外高差不大于 150 mm 的出入口，应采用平坡过渡的无台阶入口形式。平坡出入口的坡度不应大于 1：20，平坡与单元门交接的位置应留有缓冲平台。当周边环境无法满足改造成平坡过渡的无台阶入口的要求时，应在台阶两侧加装扶手，扶手建议距地高 850~900 mm，如图 1-3-1 所示。

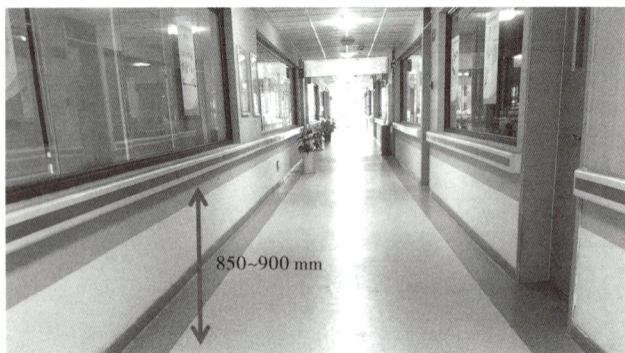

图 1-3-1 扶手安装

（2）对于室内外高差大于 150 mm 的出入口，应采用不少于 2 级的台阶进行过渡。台阶踏步的踏面高度不宜大于 130 mm，踏面宽度不宜小于 320 mm，踏面高度和宽度应均匀一致。台阶与单元门交接的位置应留有缓冲平台。有条件的情况下，宜结合台阶设置轮椅推行坡道，坡道宽度不应小于 900 mm，坡道两侧应设置扶手，扶手建议距地高 850~900 mm。

（3）当室内外高差较大或周边环境无法满足加装坡道的要求时，出入口前可缩短台阶并增设升降平台。当没有条件增设升降平台时，应在台阶两侧设置扶手，扶手建议距地高 850~900 mm。

（4）出入口平台、台阶踏步和坡道应选用坚固、耐磨、防滑、无反光的材料。

（5）台阶、坡道的末端和其周围颜色的亮度、色泽或鲜艳度的差异要大，易于识别。局部不易察觉的微高差处，应采用增设黄色警示条、加强照明等方式进行提示。为避免老年人绊脚，台阶前缘和防滑条不应凸出表面，如有凸出部分，其凸缘下口应抹圆角。

2. 单元门的适老化改造评估要点

（1）单扇门开启后的通行净宽不应小于 800 mm，双扇门一侧门扇开启后的通行净宽度不应小于 800 mm。改造后不可降低原有建筑消防疏散性能。

（2）门扇宜采用平开门并向外开启，宜在门扇开启侧留出不小于 400 mm 的墙垛，应设闭门器。

（3）针对单元门为玻璃门的情况，应增设醒目的提示标志。

（4）设有安全监控设备终端和呼叫按钮，其位置应便于老年人使用，呼叫按钮距地面高度宜为 1200 mm。

（5）应在出入口处增设雨篷。可利用楼层圈梁增设雨篷，雨篷出挑长度要求覆盖入口平台和单元信箱，若条件允许可适当延长，但不应影响底层住户采光。雨篷应覆盖一人站立范围，建议出挑长度不小于 1000 mm，宽度覆盖平台；若条件允许，出挑长度宜超过首级台阶 500 mm，宽度宜超过平台两侧各 300 mm。

（6）应在出入口设置台阶黄色警示条及灯光照明。灯光宜选用柔和漫射的光源，以满足老年人的视觉需求。

（7）出入口造型应标志鲜明，易于辨认。单元号牌应清晰、醒目，并采用夜间可识别的材质或配有夜间照明。

（8）在不影响消防疏散的前提下，宜结合出入口空间、放大楼梯间或利用室外绿化区域适当增设公共交流空间，并为老年人设置休息坐凳和临时搁置物品的设施，以满足老年人对交往、休息、置物的需求。

3. 通道及走廊的适老化改造评估要点

（1）地面适老化改造应符合以下规定。

地面应采用防滑、耐污、耐磨、易清扫的材质。原有材质为地砖的，宜在表面增加一层防滑涂料。地面重新铺装的，宜使用防滑地砖、PVC、橡胶等弹性较好且防滑的材质。

当地面因铺设多种材质而存在高差时，可统一拆除重铺，或设置坡度不大于 1 ∶ 20 的坡面以消除高差，并设置明显标志。

（2）墙面的适老化改造应符合以下规定。

老年人行动不便需要扶着墙壁行走，如墙体有面层脱离的情况，应对墙面进行整改粉刷，并施以容易清洁的乳胶漆墙面，有条件的可以使用抛光砖墙裙。

墙面的阳角转弯处宜做成圆弧，有利于轮椅通过。

宜在公共走廊中设置连续扶手，以保证老年人在行走时可随时撑扶。扶手的设置不能影响疏散宽度。考虑老年人的身高及身体情况，扶手建议距地高 850~900 mm。安全扶手与墙间应有 40~50 mm 的空隙，扶手转角作圆角处理。扶手端部向下方或墙壁方向弯曲。扶手安装时宜在墙体上增加一层背板加固，以保证扶手的安全性。

重新梳理墙面上配电箱、表箱、消火栓等突出物的位置，将其统一安排在不妨碍轮椅或拐杖通行的位置，突出墙面的厚度不可大于 200 mm，且突出物两侧应加设保护栏杆以避免碰撞。

（3）应保证公共走廊的灯光照度不小于 75 lx。

（4）宜在出入口等公共空间设置防范摄像头，实时监控。安全报警系统的音量应稍大，便于老年人识别。

（5）在不影响消防疏散宽度的前提下，可在公共空间中设置折叠座椅、信息栏等，以满足老年人休息及交往需求。

4. 楼梯的适老化改造评估要点

（1）楼梯入户平台若较为阴暗，应在楼梯正平台和半平台同时设置照明。

（2）在不影响疏散宽度的基础上，如有条件，可在楼梯两侧设置连续扶手，以保证老年人在行走时可随时撑扶。考虑老年人的身高及身体情况，扶手建议距地高

850~900 mm。安全扶手与墙间应有 40~50 mm 的空隙，扶手转角作圆角处理。扶手端部向下方或墙壁方向弯曲。扶手宜采用导热系数较小的材料，且形状易于抓握。楼梯临梯井一侧、贯通空间临空一侧的地面需设置 50 mm 高的挡台翻口。

（3）楼梯踏步面层宜选用耐磨、防滑、无反光的材料。踏面前缘宜增设防滑条，防滑条不宜突出踏面。如踏步局部有面层脱落的情况，可采用新型材料平整处理；如踏步面层破损、脱落情况较严重，应整体更换。

（4）应在楼梯梯段起点处、终点处设置明显清晰的标识和警示标志，包括楼层导视、安全提示等，符合老年人记忆力下降、视觉弱化等生理特点。

（5）楼梯间窗的设置应避免产生眩光。若改造中无法改变窗的位置，宜通过改装柔光玻璃或加装蜂窝防眩隔扇网等方法减少眩光对老年人视觉的影响，避免老年人因无法分辨边界而发生安全事故。

（6）在不影响消防疏散的前提下，宜每两层为老年人设置翻凳，并结合翻凳设置可向墙侧掀起的扶手，宜在楼梯平台处设置置物挂钩或可向墙侧翻起的置物架。

5. 电梯及电梯厅的适老化改造评估要点

（1）对于未设置电梯的既有住宅，宜考虑加装电梯解决老年人上下楼困难的问题。加装电梯应符合国家及地方相关标准。

（2）对于已经设置电梯的既有住宅，电梯及电梯厅的适老化改造宜符合以下规定。

应调整电梯运行速度以确保老年人站立安稳，将轿厢门开闭的时间间隔调整为不小于 15 秒以确保老年人有足够的时间从容进出轿厢。

电梯按钮高度宜为 900~1100 mm，显示屏和语音播报应清晰反映轿厢运行方向、所到达的层楼位置及电梯抵达提醒。

电梯轿厢内应设置高度为 850~900 mm 的安全扶手；轿厢侧面应设置高度为 900~1100 mm 的选层操作面板，且操作面板距前、后轿厢墙面距离 ≥ 400 mm；厢门对侧墙面 500 mm 高处至顶部应采用镜面材料以便于老年人出入电梯时更好地观察周边情况，轿厢内壁应设高度为 350~400 mm 的防撞板；轿厢上、下运行及到达应有清晰提示。

三、评估中的注意事项

（1）建议评估、测量前对小区居民进行调查访谈，了解居民的生活习惯、居民对公共区域改造的要求建议，因此在评估准备工作阶段应编写、制作调查问卷。

（2）测量、拍照、询问、记录等工作要合理分工，提高工作效率。

【技能导入】

曙光小区修建于 2002 年左右，小区拥有住宅楼 8 栋，皆为 6 层高的楼梯房，居住人群以 50~70 岁的中老年人为主。居民普遍反映由于楼栋出入口未设置无障碍通道，轮椅老人进出较为不便。此外，小区因建设年代较早，没有安装电梯，高层居民的出行也是一大问题。社区拟对该小区的公共空间进行适老化改造的前期评估。

【技能分析】

一、小区公共空间基本情况

（1）改造小区为老旧小区，房龄超过 20 年，小区楼栋数较少，总楼层数均为 6 层，未安设电梯，出入口未设置无障碍通道。

（2）该小区的居住人群以中老年人为主。居民普遍反映出行不便，有改造意愿。

二、现场评估测量

根据公共空间适老化改造评估要点，开展现场调查和观测评估，并记录。

三、评估报告

整理评估过程中的记录、照片，形成文字报告。

【技能实施】

一、操作流程

公共空间适老化改造评估的操作流程如表 1-3-1 所示。

表 1-3-1　操作流程

环节	步骤	注意事项
准备	物品准备：纸、笔、相机、卷尺、评估表等	
	人员准备：着装规范整洁，携带工作证件	
	协调沟通：与社区、物业等进行沟通协调，取得其配合，约定评估时间	
评估流程	1. 调查了解小区居民的改造诉求 了解楼内居民对公共空间现状的意见、主要改造需求和改造建议，并做好记录	
	2. 房屋整体情况的适老化改造评估 对房屋类型、建成年代、主体结构的完损性等进行调查和实地观测，综合评估，做好记录	

环节	步骤	注意事项
评估流程	3. 公共空间楼道的适老化改造评估 对公共空间楼道情况开展调查和实地观测,了解以下信息并做好记录: • 楼道、台阶等步行区域地面的完损性和防滑性; • 楼梯扶手的完损性; • 出入口地面的高差、防滑性等; • 楼道内公共照明的亮度,灯具的完损性; • 楼层导引系统的完损性	
	4. 其他区域的适老化改造评估 对公共区域的外墙饰面层、雨棚、空调机架等易坠设施完损性进行实地观测,了解相关信息并做好记录	
总结报告	整理评估记录,形成评估报告	

二、操作注意事项

（1）公共空间的评估可采用直观检查法、重复观察法、仪器探测法等手段,查明完损部位及完损情况。若出现无法判断且事关安全性的情况,应由专业机构做进一步检测鉴定。

（2）公共空间的评估包括楼门楼道的宽度、楼梯的坡度、原有扶手完损性等现状,应根据评估结果,对房屋公共空间加装扶手、爬楼机、折叠壁挂凳等适老设施的可行性进行分析。

【实践思考】

（1）调查走访多个老旧社区,分析老旧社区公共区域存在的问题,并提出适老化改造建议。

（2）调查走访,了解老旧社区公共区域的适老化改造中社区居民最迫切的改造需求是什么?

【技能工单】

技能名称	公共空间适老化改造评估	学时		培训对象	
学生姓名		联系电话		操作成绩	
操作设备		操作时间		操作地点	
技能目的	1. 掌握公共空间适老化改造的评估要点。 2. 能够熟悉评估观测要点，完成现场环境实测。 3. 能与团队成员合理分工，提高评估工作效率。 4. 能够与社区工作人员、物业工作人员、社区常住老年人进行有效的沟通交流。				
技能实施	准备	1. 2. 3.			
	评估流程	1. 2. 3. 4.			
	总结报告				
教师评价					

【活页笔记】

技能名称	公共空间适 老化改造评估	姓名		学号	
实践要求	结合技能实施流程，以小组为单位开展公共空间适老化改造评估的模拟操作，组员分别扮演老年人、老年人家属及评估工作人员，完成练习。一轮练习结束后，组员交换角色再次练习。				
实践心得体会					
反思与改进					
教师评价					

模块 2：老年活动策划与组织

【模块描述】

对大部分自理老年人而言，除了满足日常衣食住行生活需求，他们还有更高层次的精神追求，以实现对个人尊严、社会参与、自我实现等不同层次的需要。应积极应对人口老龄化，为老年人营造阳光开放的活动环境，提供各类丰富多彩的老年活动，增加老年人对各类老年活动的体验性、参与性，从而提升老年人的精神文化水平，使老年人真正实现老有所乐。

【学习目标】

掌握

（1）老年活动策划的流程步骤。

（2）老年活动策划方案的文本结构和具体要求。

（3）老年活动的过程组织及流程把控。

熟悉

（1）老年活动的分类。

（2）老年活动的作用。

了解

老年活动策划与组织的相关概念。

技能 4
设计策划老年活动（ZL-4）

【技能目标】

知识目标

（1）掌握老年活动策划的流程步骤。

（2）熟悉老年活动的类型。

（3）了解老年活动策划的概念。

能力目标

（1）能够开展老年活动前的调研，确定老年活动目标。

（2）能够运用"5W"原则，策划老年活动主题。

素质目标

（1）具备良好的协调沟通能力。

（2）具备创新意识。

（3）具备严谨细致的职业素养。

【相关知识】

一、基本概念

1. 老年活动

老年活动是指针对老年人的心理、生理、社会网络等方面的特点，老年团体、社区、组织等在老年工作者的协助、辅导下开展语言交流、肢体活动、兴趣活动、文娱活动、公益活动、精神关爱等各类活动，以满足老年人身心健康需要，提高他们的生活质量。

2. 老年活动策划

老年活动策划是对老年活动过程组织、资源筹备等一系列外部事件进行精心设计和安排的过程，包括老年活动的目标设定、内容分析、过程安排和调整、活动评估等。

3. 老年活动主题

老年活动主题是老年活动策划的基础，是建立老年活动的核心。老年活动的开展必须围绕活动主题来进行，没有活动主题，就没有核心。

二、老年活动的类型

（1）根据活动对象，老年活动可以分为高龄老人活动、中龄老人活动、低龄老人活动和病患老人活动。

（2）根据活动性质，老年活动可以分为学习型活动，如老年大学；社会工作型活动，如义务植树、社会团队活动；参与大众媒介型活动，如读书、看报、听广播；社会交流型活动，如人际交流活动；传媒体育型活动，如文艺演出、运动比赛；娱乐型活动，如棋牌娱乐；创作型活动，如理论研究、创作。

（3）根据活动功能，老年活动可以分为治疗性活动、支持性活动、发展性活动。

此外，老年活动还可以根据活动形式、活动专业性、活动内容等进行分类。老年活动的类型众多，在开展老年活动的策划和组织时，应遵循以人为本的理念。

三、老年活动的特点

1．目的性

老年人参加活动的目的主要包括愉悦身心，加强老友间的联系，借由活动结识一些新的朋友，缓解近期生活压力，平衡身心状况等。有些老年活动具备公益性质，老年人参与其中能找到自我价值感和自我实现感。只有事先多接触老年人，了解老年人参加活动的目的和需求，才能有针对性地策划属于老年人的活动。

2．参与性

组织老年活动应发动大家积极参与，拉近与参与者的距离。活动不仅要邀请当地老年人及其亲属、朋友、邻居、照料者广泛参加，还要邀请相关政府部门、企业、社团组织等积极参与到活动的决策和管理之中，从而提高活动决策与管理的民主性，增加活动的互动性。从某种程度上说，活动成功与否的关键性指标是受益人群有多少，是否达到了预期的社会效益，是否产生了应有的影响力和品牌价值。

3．多样性

老年活动尤其是大型的系列活动，在表现形式上可呈现出多样化的特点，应采用宴会、戏剧、音乐、舞蹈、体育健身、服装展示等多元化形式。

4．趣味性

策划老年活动时，应重点考虑老年人的娱乐需求，活动设计应围绕趣味性而非竞技性。活动一定要有娱乐性、趣味性，简单易学。活动期间，工作人员要用缓慢、大声的语气讲解规则，加上步骤清晰的示范，使老年人一听就懂，一学就会，维护老年人的尊严，创造其乐融融的氛围，帮助老年人在参与社会活动的过程中树立自信，找到乐趣，从而愿意更开放地接受活动。

5. 安全性

由于目标人群的特殊性，老年活动的安全性尤为重要。在活动的准备阶段，工作人员一定要周详设计，敏锐地发现安全隐患，并制定安全预案；活动全过程应根据参与人数配备相应的医护人员、工作人员和志愿者，并事先加强对相关人员的安全培训、急救培训；在活动中对可能危及参与者人身安全、财产安全、食品卫生安全的事宜应作出真实说明和明确警示，并采取必要措施。

四、老年活动策划的"5W"原则

（1）Why（为什么）：明确活动开展的目的、意义、宗旨和方向。

（2）Who（什么人）：明确活动参与者、赞助者、组织者、发起者、承办者、媒体、管理部门等。

（3）When（什么时候）：充分考虑活动开展的季节、气候，是否为传统节日、双休日等。

（4）Where（什么地点）：明确活动开展的地点、环境。

（5）What（什么内容）：明确活动的主题、内容，具体到活动分为哪几个部分，每个部分的关键环节是什么，每个部分的亮点在哪里。

【技能导入】

重阳节来临之际，明月社区养老服务中心拟筹划一场适龄老人爬山健康活动，邀请辖区内65岁以内、身体健康的老年人参加。请你帮助该养老服务中心做好活动开展前的策划工作。

【技能分析】

一、活动背景分析

本次活动由明月社区养老服务中心主办，参与对象为辖区内65岁以内、身体健康、生活自理的老年人，活动形式为登山运动类活动。需要特别注意活动的安全性。

二、活动主题制订

根据活动背景，结合"5W"原则，与养老服务中心沟通确认本次活动的目标，与主办方商榷敲定活动开展的时间、时长、地点、环境，制订活动主题。

三、策划前期准备

设计制作调研问卷，开展问卷调查并分析结果，完成策划工作的前期准备。

四、策划执行

依据工作流程，完成活动开展前的策划工作。

【技能实施】

一、操作流程

设计策划老年活动的操作流程如表 2-4-1 所示。

表 2-4-1　操作流程

环节	步骤	注意事项
准备	物品准备：问卷调查表、纸、笔、计算机等	
	人员准备：具备相关理论基础，具备活动策划、协调、执行、评估能力	
前期调查	1. 调查评估 了解和评估活动目标人群的活动需求、偏好、意愿等，评估活动开展的时间、环境等	可采用访谈、问卷等方式进行
	2. 资料收集和分析 对调查信息进行分析处理	
活动方案设计	1. 选定活动主题 经过调研分析，明确活动需求，选定活动主题	
	2. 明确活动目标 应根据具体衡量标准，明确活动目标。活动目标应具备可行性和可操作性，且能够被活动目标人群接受	
	3. 形成活动策划初步方案 活动策划初步方案包括活动的主题、内容、时间、场地、流程、配套服务等	
	4. 细化活动策划方案 进一步细化活动策划方案，包括活动目标、活动开展的条件和资源、活动策略、活动形式、活动内容、人员安排、经费预算、现场管理、媒体宣传、方案评估等。 根据上述内容，思考并编写一份完整详尽的活动策划方案，将其提供给活动组织者或有关部门审批	活动策划方案的撰写详见模块 2 技能 5
实施评估	活动的实施和活动结束后的评估工作	

二、操作注意事项

（1）明确老年活动目标时，要确认活动目标是否符合老年人的活动需求，充分考虑老年人的基本需要和老年群体的特殊性。活动要以老年人为中心，思考老年人能从活动中获得什么。

（2）制订活动策划方案时，老年活动内容的选择和编排要以实现活动目标为原则。

【实践思考】

（1）某社区近期准备举办一场老年文艺汇演活动，请你拟订一份老年活动策划前的调查问卷。

（2）某社区近期准备举办一场老年时装模特比赛，你如何帮助社区策划这场活动？

【技能工单】

技能名称	设计策划 老年活动	学时		培训对象	
学生姓名		联系电话		操作成绩	
操作设备		操作时间		操作地点	
技能目的	1. 掌握老年活动策划的方法和流程。 2. 熟悉老年活动的类型。 3. 了解老年活动策划的概念。 4. 能够明确老年活动目标。 5. 能够运用"5W"原则, 确定活动主题。				
技能实施	准备	1. 2.			
	前期调查	1. 2.			
	活动方案设计	1. 2. 3. 4.			
	活动开展				
教师评价					

【活页笔记】

技能名称	设计策划老年活动	姓名		学号	
实践要求	结合技能实施流程，开展实践练习。以小组为单位，开展设计策划老年活动的实践操作练习。要求小组成员分工协作，讨论并制订前期调查问卷，协同完成老年活动策划初步方案。				
实践心得体会					
反思与改进					
教师评价					

技能 5
撰写老年活动策划方案（ZL-5）

教学视频

【技能目标】

知识目标

（1）掌握老年活动策划方案的文本结构和撰写要求。

（2）熟悉老年活动策划方案的概念。

能力目标

能够撰写老年活动策划方案。

素质目标

（1）具备良好的语言文字表达能力。

（2）具备活跃的思维、良好的洞察力和创新意识。

【相关知识】

一、老年活动策划方案的概念

老年活动策划方案是根据掌握的各种信息，对活动的有关事项进行初步规划，设计活动的基本框架，提出活动的初步内容。

老年活动策划方案是成功实施活动的规范载体，因此，撰写活动策划方案是相关策划、组织人员的必备技能。

二、老年活动策划方案的文本结构和撰写要求

老年活动策划方案的文本结构和撰写要求如表 2-5-1 所示。

表 2-5-1　老年活动策划方案的文本结构和撰写要求

文本结构	撰写要求
标题	活动策划方案的标题必须具体清楚，让人一目了然，标题字号稍大于正文，居中排列
活动背景	活动背景着重介绍活动的相关知识、政策、文化、习俗等
活动目的	活动目的是对活动策划方案的制订依据、主要目的和创意的简要说明，使活动组织者、活动实施者、活动受众了解这次活动要解决什么问题

文本结构	撰写要求
活动定位	活动定位要明确活动的目标观众、主题等
活动时间	明确活动起止时间
活动地点	明确活动地点,可附上地图,建议注明交通路线
组织单位	组织单位负责活动的组织、策划、服务和营销等事宜,一般分为主办单位、承办单位、协办单位、支持单位、赞助单位、鸣谢单位等
活动对象	明确活动对象的名额和特点,如对活动对象的居住区域、年龄、性别、身心状况、特长、兴趣爱好等方面是否有明确要求
活动规模	活动规模包括活动影响面、活动覆盖面、活动场馆的面积、参加单位的数量、观众数量等
活动流程	明确活动流程,每个活动环节要分别陈述清楚活动内容、时间、地点、负责人等
宣传计划	为树立活动形象并建立活动品牌,应写明采用何种宣传渠道
活动进度表	对于大型活动,可补充活动进度表。活动进度表能明确活动筹办各阶段应该完成的工作,保证各项准备工作有条不紊地进行
安全事项	提出明确的安全建议
资金预算	资金预算应呈现活动价格和活动的初步预算,帮助活动审批者和组织者了解活动所需经费
附件	附件是指随策划方案一起呈送的附属文件,应附在策划方案的正文之后,包括活动的前景预测材料、可行性分析材料及相关批文、批示。附件应注明序号,以便核对

三、注意事项

（1）活动策划方案的标题表现形式有四种。

活动组织主体 + 事由 + 文种：如《重庆市夕阳红养老公寓庆祝"九九重阳节"活动策划方案》。

事由 + 文种：如《老年人高血压预防健康教育活动策划方案》。

主标题 + 副标题：主标题一般是凝练的活动口号，副标题则指出具体活动内容，如《"人月共团圆"——2022年中秋节庆祝活动》。

基本部分 + 限定部分 + 行业标志：如"第3届中国老年用品博览会"，其中"博览会"是基本部分，"中国"和"第3届"是限定部分，"老年用品"是行业标志。

（2）活动背景和活动目的可以合二为一，也可以分开写。

（3）如活动预算、活动宣传、活动进度等部分比较繁复，可以附件形式附在活动策划方案的正文之后。

【技能导入】

2023 年的中秋节即将到来，天星社区为弘扬中华民族尊老爱老的优良传统，提升老年人的社交能力，积极构建温馨、和谐的社区，拟组织筹划庆祝中秋佳节的活动，活动将邀请社区 60~75 岁的老年人参与。请你帮助该社区撰写活动策划方案。

【技能分析】

一、活动背景分析

本次活动由天星社区主办，参与对象为辖区内 60~75 岁的常住老年人，活动主题围绕庆祝中秋佳节开展，活动目标为弘扬中华民族尊老爱老的优良传统，提升老年人的社交能力，积极构建温馨、和谐的社区。

二、活动主题制订

根据活动背景，并结合"5W"原则，与天星社区沟通确认本次活动的目标，与主办方商榷敲定活动开展的时间、时长、地点、环境，制订活动主题。

三、活动策划方案撰写

按照活动策划方案的文本结构和撰写要求，进行团队讨论，形成活动策划的初步思路，并进一步丰富设计，撰写详细的活动策划方案。

【技能实施】

一、操作流程

撰写老年活动策划方案的操作流程如表 2-5-2 所示。

表 2-5-2　操作流程

环节	步骤	注意事项
准备	物品准备：纸、笔、计算机等	
	人员准备：具备相关理论基础，具备活动策划、协调、执行、评估能力	
方案撰写步骤	1. 撰写策划方案大纲	
	2. 列出各部分内容	
	3. 检查各部分内容是否平衡	
	4. 调整后确定各部分内容的分配	

续表

环节	步骤	注意事项
方案撰写步骤	5.写出第一稿策划方案	
	6.修改，形成策划方案终稿	
封面设计	必要情况下，可为策划方案设计封面	

二、操作注意事项

（1）活动策划方案要求文字简明扼要，逻辑性强，语序合理，主题鲜明。

（2）撰写活动策划方案时，可运用图表、图片等增强内容的展示效果。

（3）活动策划方案的撰写示例如表 2-5-3 所示。

表 2-5-3　活动策划方案的撰写示例

"浓情中秋，情系你我"——天星社区中秋节庆祝活动

一、活动背景

为弘扬中华民族尊老爱老的优良传统，提升老年人的社交能力，积极构建温馨、和谐的社区。天星社区借中秋佳节来临之际，举办以"浓情中秋，情系你我"为主题的系列中秋节庆祝活动。

二、活动主题

浓情中秋，情系你我。

三、活动目的

1.总体目标

丰富老年人的日常生活，提升老年人的社交能力，促进邻里和谐互助。

2.具体目的

（1）丰富社区老年人的日常生活。

（2）促进邻里交流，提升老年人的社交能力。

（3）关爱独居老人，体现社区和谐氛围。

（4）提升社区居民对社区的认同感、归属感。

四、活动时间

2023 年 9 月 29 日 9:00—11:00。

五、活动地点

天星社区文化广场。

六、活动内容

1.筹备期（2023 年 9 月 13 日—28 日）

（1）撰写活动策划方案。

（2）召集居民小组长、网格员等相关人员召开中秋节庆祝活动的筹备会议。

（3）进行活动宣传，鼓励社区居民报名参与，并确定参与人员名单。

（4）邀请孤寡老人、独居老人参加活动。

2. 执行期（20223 年 9 月 29 日 7:30—11:00）

时间	流程
7:30—8:50	布置活动现场
8:50—9:00	参与人员入场
9:00—9:20	主持人宣布活动开始，并对本次活动的背景、意义、内容做简要介绍
9:20—9:25	主持人介绍到场领导、居民等
9:25—9:30	主持人讲解活动环节
9:30—10:10	活动环节一：制作冰皮月饼 工作人员根据老年人落座情况进行分组，现场演示冰皮月饼的制作方法，向各组老年人分发提前准备的制作材料，协助、指导各组老年人制作冰皮月饼，并将老年人制作的月饼包装好，活动结束后将其送给老年人
10:10—10:20	活动环节二：品尝月饼 工作人员为老年人准备茶水，分发提前准备的各种不同口味的月饼，邀请老年人品月饼，话家常
10:20—10:40	活动环节三：中秋对诗赛 主持人起头，老年人以组为单位参与对诗赛，要求诗词中要与"中秋"主题有关，各组计分
10:40—10:55	根据对诗赛结果，为得分最高的小组颁发奖品，并为其他小组成员发放中秋纪念品。主持人引导老年人分享参与活动的感受
10:55—11:00	主持人总结，并宣布活动结束。活动结束后，相关负责人做好活动现场的清洁卫生等工作

七、人员分工

（1）布置活动横幅、海报、现场氛围：×××负责，活动前一天安装到位。

（2）通知社区居民报名及参加活动：×××负责，通过发短信、打电话等方式通知，活动前半个月完成通知，活动前一周确定报名人数及参与人员。

（3）邀请领导、媒体及网络推广：×××负责，活动前一周完成，活动当天做好接待工作。

（4）采购活动所需的材料和道具：×××负责，活动前半个月筹备。

（5）活动现场指导制作冰皮月饼：×××负责，活动前半个月筹备。

（6）活动现场拍照：×××负责。

（7）活动现场安保、秩序维护及卫生工作：×××负责。

续表

八、活动物资采购清单

物品名称	单位	数量	单价（元）	总价（元）	负责人	备注
海报	张	2	100	200	×××	
横幅	张	1	150	150	×××	
桌子	张	6			×××	社区现有资源，根据报名人数确定数量
椅子	把	若干			×××	
碗	个	若干			×××	
一次性桌布	包	1	20	20	×××	
月饼包装盒	个	80	1	80	×××	
冰皮月饼预拌粉	包	6	15	90	×××	
月饼馅料（多口味）	包	4	20	80	×××	
月饼磨具	套	6	10	60	×××	
奖品	个	6	12	72	×××	
纪念品	个	30	5	150	×××	
宣传费用				800	×××	
合计				1702		

九、预计困难和解决措施

1.预计困难

（1）涉及食品制作，应注意卫生。

（2）参与人员较多，现场情况多变，恐有意外。

2.解决措施

（1）提前准备好一次性口罩、手套。

（2）安排1~2名工作人员实时观察活动现场，如有意外及时处理，以保证活动顺利进行。

十、附件

【实践思考】

（1）请撰写一份"××社区养老中心老年围棋比赛"的活动策划方案。

（2）请分别为"春节""端午""重阳节"拟订节日活动主题。

【技能工单】

技能名称	撰写老年活动策划方案	学时		培训对象	
学生姓名		联系电话		操作成绩	
操作设备		操作时间		操作地点	
技能目的	1. 理解老年活动策划方案的概念。 2. 掌握老年活动策划方案的文本结构和撰写要求。 3. 能根据要求撰写老年活动策划方案。 4. 具备良好的语言文字表达能力。 5. 具备活跃的思维、良好的洞察力和创新意识。				
技能实施	准备	1. 2.			
	方案撰写步骤	1. 2. 3. 4. 5. 6.			
	封面设计				
教师评价					

【活页笔记】

技能名称	撰写老年活动 策划方案	姓名		学号	
实践要求	结合技能实施流程，开展实践练习。以2~3人为一组，合理分工，开展组内讨论，撰写老年活动策划方案。				
实践心得体会					
反思与改进					
教师评价					

技能 6
组织开展老年手工主题活动（ZL-6）

【技能目标】

知识目标

（1）掌握老年手工主题活动开展的组织管理及过程把控。

（2）熟悉老年手工主题活动的作用。

（3）了解老年手工主题活动的类型。

能力目标

（1）能够做好老年手工主题活动开展前的准备工作。

（2）能够科学地组织开展老年手工主题活动。

素质目标

（1）具备果断的判断能力。

（2）具备出色的组织、协调、沟通能力。

（3）具备良好的团队合作意识和团队协作能力。

【相关知识】

一、常见老年手工活动的类型

1. 纸艺

常见的纸艺表现形式有撕、剪、贴、染、折、雕、塑、植、插等，丰富多样。其中，适合老年人手工操作的纸艺活动主要有折纸、剪纸、撕纸、纸浮雕、头饰和面具制作、瓦楞纸应用、纸艺花等。

2. 布艺

常见的布艺表现形式有布贴画、信插、提袋、钱夹、杂物袋、布包、布玩具、布垫、扎染等。布艺的制作一般要用到剪裁、缝制、填充、染色等工艺。布艺活动可以与节日、民俗活动相结合。

3. 编织

常见的编织表现形式有中国结、吉祥结、纽扣结、双线结、团锦结、万字结、平结、手工编织壁挂等。

4. 雕塑

常见的雕塑表现形式有泥塑、彩塑等，可用手工黏土代替专业雕塑材料，手工黏土材料安全，操作简单，对环境求低，老年人也容易上手。

5. 废旧材料再利用

常见的废旧材料包括各类包装盒、易拉罐、铁丝、瓶盖、吸管、餐盘、植物的根茎叶、种子、沙子、蛋壳等。常见的手工形式有纸盒改造、种子粘贴画、易拉罐造型、蛋壳贴画、饮料瓶造型等。

6. 园艺

常见的园艺活动包括松土、种植、移栽植物、日常浇水、施肥、除草、采摘、艺术插花等。园艺活动受场地活动限制较大，如果场地有限，可以开展盆栽制作、盆花管理、插花、修剪等活动。

7. 烹饪

烹饪活动结合了嗅觉、触觉、味觉等多感官活动，在锻炼手部能力的同时可以改善老年人精神健康。烹饪活动适合有基本自理能力的老年人，不适合不能自理、有严重精神或情绪障碍的老年人。

除了以上常见的手工活动，还可以挖掘老年人的兴趣爱好，根据老年人的实际情况拓展其他形式的手工活动。

二、老年手工活动的作用

老年手工活动可以防止老年人功能障碍或残疾的加重，促进老年人身心健康，提高老年人的生活质量，具体作用如下。

1. 促进老年人机体功能的恢复

老年人做手工可以增强肌力、耐力，改善关节活动度，减轻疼痛，缓解症状，改善灵活性，促进感觉恢复。例如，园艺、木工可以增加上肢的肌力和耐力，改善肩关节、肘关节、腕关节的活动范围，改善手眼协调性。

2. 改善精神状况

老年人可以通过参加手工活动，增强独立感，减少依赖性，建立信心；制作手工作品能提高老年人的成就感和满足感，调节情绪，促进心理平衡，改善认知、知觉能力。

3. 充分发挥老年人的残余功能

手工活动可以充分发挥老年人的残余功能，预防或减轻肌肉萎缩、畸形。

【技能导入】

为丰富龙门小区老年人的精神文化生活，该小区物业中心筹备开展一场"芳华不老，花样人生"老年花艺活动，期望组织小区的适龄老人参加，锻炼其动手能力、肢体协调能力、表达力、理解力、想象力和审美能力，丰富老年人的晚年生活，提升老年人的幸福感。

活动拟定于 2023 年 10 月 15 日 9:30 在物业中心活动室开展，从报名人员中筛选 10 位身体健康、手眼功能良好的老年人参加。活动时长控制在 80 分钟。请你做好该活动的组织和开展。

【技能分析】

一、活动的基本信息

活动时间：2023 年 10 月 15 日 9:30—10:50。

活动地点：物业中心活动室。

活动主题："芳华不老，花样人生"老年花艺活动。

活动参与人员：在报名人员中筛选 10 位健康的自理老年人。

二、活动的准备工作

（1）活动开始前，应做好活动的预热宣传和活动提醒通知，统计报名人员。

（2）提前准备花艺活动需要的鲜花、鲜花泥、剪刀等用品。

（3）与花艺老师做好活动前的相关沟通，确定其参与情况、准备情况。

【技能实施】

一、操作流程

组织开展老年手工主题活动的操作流程如表 2-6-1 所示。

表 2-6-1　操作流程

环节	步骤	注意事项
活动前期准备	物品准备：鲜花若干、鲜花泥、圆头剪刀、插花手提花篮、喷水壶、提前准备的花艺作品、茶水、点心等	
	人员准备： （1）现场工作人员：主持人 1 名，协调指导人员 2~3 人。工作人员应具备活动策划、执行、评估能力，以及良好的沟通协调能力。 （2）花艺老师：具备插花艺术基本常识和技巧，有良好的沟通教学能力、表达力和亲和力	

续表

环节	步骤	注意事项
活动前期准备	场地准备：提前调试投影仪、音响设备，摆放操作台、桌椅，布置横幅、气球等	
活动执行流程	（1）组织老年人签到，品尝下午茶	
	（2）主持人宣布活动开始，介绍此次活动的主题、流程等	
	（3）活动热身：引导老年人自我介绍，相互认识，通过破冰游戏加强彼此沟通，活跃现场气氛	
	（4）插花知识讲座：讲座内容包括插花作品展示、鲜花购买常识、鲜花保鲜常识、插花常识等	
	（5）插花现场演示：花艺老师现场演示创意插花的方法	
	（6）创意插花：工作人员在每位老年人的操作台上放好插花材料，花艺老师指导老年人进行创意插花	
	（7）成果展示：每位老年人为自己的花艺作品命名，上台展示作品并合影	
	（8）总结：主持人对活动进行总结，宣布活动结束	
活动评估	发放问卷，对活动效果进行调查和评估，撰写评估报告	

二、操作注意事项

（1）活动开展前，要有周密的考虑，包括语言的运用、活动类型的选择、互动的方式等，做好充足的准备工作。

（2）活动开展中，要保持耐心、细致、周到的态度，尽可能考虑和关注到每位参与者的需要，调动其积极性。如有个别不愿意参加活动的老年人，应尊重他们的选择。

（3）讲解活动规则、演示操作时一定要语速缓慢、吐字清晰、声音饱满，辅以易于识别的文字和图片，确保每位参与者都能理解。

（4）活动开展中，要不失时机地赞赏参与者（特别是克服困难完成活动的老年人）的能力，增强其自信心。

（5）活动时间一般控制在 1.5 小时以内，如果超过 1.5 小时，应安排中场休息。

（6）活动开展中，要密切关注老年人的安全，比如进行插花实践时应提供圆头剪刀，保障老年人的安全。

【实践思考】

（1）如果在活动开展过程中，有老年人因为性格内向，参与性不强，你应该怎么做？

（2）如何确保活动开展中的安全性？

【技能工单】

技能名称	组织开展老年手工主题活动	学时		培训对象	
学生姓名		联系电话		操作成绩	
操作设备		操作时间		操作地点	
技能目的	1. 掌握老年手工主题活动开展的组织管理及过程把控。 2. 了解老年手工主题活动的作用。 3. 了解老年手工主题活动的类型。 4. 能做好老年手工主题活动开展前的准备工作。 5. 能科学地组织开展老年手工主题活动。				
技能实施	活动前期准备	1. 2. 3.			
	活动执行流程	1. 2. 3. 4. 5. 6. 7. 8.			
	活动评估				
教师评价					

【活页笔记】

技能名称	组织开展老年 手工主题活动	姓名		学号	
实践要求	结合技能实施流程，开展实践练习。以小组为单位，进行组织开展老年手工主题活动的模拟操作。组内成员合理分工，分别扮演活动组织者、参与活动的老年人，共同完成实践练习。				
实践心得体会					
反思与改进					
教师评价					

技能 7
组织开展老年竞赛主题活动（ZL-7）

【技能目标】

知识目标

（1）掌握老年竞赛主题活动开展的组织管理及过程把控。

（2）熟悉老年竞赛主题活动的作用。

（3）了解老年竞赛主题活动的类型。

能力目标

（1）能够做好老年竞赛主题活动开展前的准备工作。

（2）能够科学地组织开展老年竞赛主题活动。

素质目标

（1）具备果断的判断能力。

（2）具备出色的组织、协调、沟通能力。

（3）具备良好的团队合作意识和团队协作能力。

【相关知识】

一、相关概念

1. 竞赛

竞赛是指在体育、生产、生活、学习等活动中比较本领、技术、能力的高低，以个人或团队的名义参加，具有一定的规则的比赛。

2. 竞赛活动

竞赛活动是指最大限度地发挥个人或集体在体力、智力、运动能力等方面的潜力，为创造优异成绩而进行的训练和比赛。

二、老年竞赛活动的种类

1. 棋牌类竞赛活动

棋牌类竞赛活动是通过锻炼脑、眼、手，提高参与者逻辑力和敏捷力的活动。此类活动具有消愁、转移意念、振奋精神、开发智力、增进友谊、联络感情、驱除孤独等作用。

2. 知识类竞赛活动

知识类竞赛活动可促使参与者理解和深化知识，提高智能素养。

3. 体育类竞赛活动

体育类竞赛活动是指以人体肌肉与骨骼的运动为主，以大脑和其他生理系统的运动为辅的比赛活动。常见的老年体育类竞赛活动有门球、快走、游泳、太极拳、健身秧歌（腰鼓）、垂钓等。此类活动具有愉悦身心、增强体质、防治疾病的作用。特别要注意的是，老年人参加体育类竞赛活动应尽量避免对抗性的比赛，如摔跤等。

4. 文艺类竞赛活动

文艺类竞赛活动是指以文学和表演艺术形式进行的竞技活动，例如歌咏、绘画、书法、舞蹈、戏曲、摄影等。此类活动的主要作用为调节心情，锻炼身体，丰富精神文化生活，从而提升老年人的生活质量。

【技能导入】

为丰富红帆社区居家自理老年人的日常生活，社区养老服务中心拟定于 2023 年 10 月 11 日 9:00—11:00，在社区公共运动场开展"健康运动，相约你我"红帆社区老年趣味运动会，为老年人提供主动锻炼身体的机会，提升老年人的社交能力，拉近小区邻里关系。通过前期的宣传，社区有 20 位身体条件适合的老年人报名参加本次运动会。请你做好该活动的组织和开展工作。

【技能分析】

一、活动的基本信息

活动时间：2023 年 10 月 11 日 9:00—11:00。

活动地点：社区公共运动场。

活动主题："健康运动，相约你我"红帆社区老年趣味运动会。

活动参与人员：社区自愿报名且身体条件适合的老年人。

活动目标：

（1）丰富社区居家自理老年人的日常生活。

（2）为老年人提供主动锻炼身体的机会。

（3）提升老年人的社交能力，拉近小区邻里关系。

二、活动的准备工作

（1）做好活动场地的规划和布置，提前准备运动项目的道具、器械和奖品等。

（2）做好人员分工，如有必要可以多召集志愿者参与活动的执行。

【技能实施】

一、操作流程

组织开展老年竞赛主题活动的操作流程如表 2-7-1 所示。

表 2-7-1　操作流程

环节	步骤	注意事项
活动前期准备	活动宣传预热：确定宣传目标，分析活动目标人群，根据其特点来设计宣传的形式和内容，可采用口号、歌舞、横幅、宣传车等方式开展宣传	
	组织报名：现场报名或电话报名	
	物品准备：分数统计表、笔、计时器、口哨、矿泉水 2 箱、篮球 2 个、羽毛球 10 个、乒乓球 10 个、乒乓球拍 2 副、奖品（一等奖保温杯，二等奖充电宝，三等奖毛巾牙刷套装）若干	
	人员准备： （1）做好活动现场工作人员的安排及分工，工作人员包括活动总负责人 1 名，引导、签到人员 1 名，主持人 1 名，接待人员 2 名，医务人员 1 名，现场音响调试技术人员 1 名，活动裁判 3 名，以及活动秩序维持志愿者若干。 （2）工作人员应具备活动策划、执行、评估能力，以及良好的沟通协调能力	
	场地准备： （1）现场布置宣传横幅、气球、音响等，烘托气氛。 （2）布置竞赛区、提示牌、签到处、领奖台等。 （3）保障活动场地无障碍，场地边缘放置座椅，根据现场人员情况调整座椅数量	
活动执行流程	（1）工作人员及老年人到达活动现场，完成活动签到、分组	
	（2）主持人介绍运动会比赛项目和规则，宣布活动开始	
	（3）主持人带领参赛老年人一起做运动热身操	
	（4）举行个人赛项——保龄篮球。游戏规则如下： • 老年人按顺序参赛，分两组同时进行。 • 参赛者距矿泉水 5 m，将篮球滚向排成三角形的矿泉水瓶，每倒 1 个瓶子计 1 分，每位参赛者单独计分	

环节	步骤	注意事项
活动执行流程	(5)举行个人赛项——投掷羽毛球。游戏规则如下: • 将 3 个纸篓(A,B,C)分别放置在距起点 1 m、1.5 m、2 m 的位置。 • 参赛以个人为单位,每位参赛者拿 5 个羽毛球,以投入纸篓个数计分,投入 A 纸篓每个球加 1 分,投入 B 纸篓每个球加 2 分,投入 C 纸篓每个球加 3 分。 • 每位参赛者的最终分数为 3 个纸篓得分的总和	
	(6)举行个人赛项——举球过河。游戏规则如下: • 两位参赛者同时出发,一手用乒乓球拍托球过障碍,若途中乒乓球掉落,就将乒乓球捡起并放回球拍上继续比赛,先到达终点者胜利。 • 若过障碍途中用手帮忙,则不计分。 • 采取计时赛形式,前 5 名依次加 5 分、4 分、3 分、2 分、1 分	
	(7)大合唱:主持人宣布集合,带领参赛老年人合唱《好日子》	
	(8)统分:工作人员进行个人得分统计,由主持人宣布比赛结果	
	(9)颁奖:主持人进行颁奖	
	(10)活动结束	
活动评估	发放问卷,对活动效果进行调查和评估,撰写评估报告	

二、操作注意事项

(1)注意控制活动的节奏,可以安排多位志愿者作为机动人员,随时掌控活动节奏及场面。

(2)工作人员及志愿者应做好分工,随时掌控各个环节的执行情况。

(3)活动开展过程中,保证安全第一。

(4)做好物资的保存和管理,节省物资,以便循环利用。

【实践思考】

(1)开展老年竞赛主题活动时,有哪些方面是组织者需要特别注意的?

(2)请以小组为单位拍摄情景剧,模拟实践老年竞赛主题活动的策划与组织。

【技能工单】

技能名称	组织开展老年竞赛主题活动	学时		培训对象	
学生姓名		联系电话		操作成绩	
操作设备		操作时间		操作地点	
技能目的	1. 掌握老年竞赛主题活动开展的组织管理及过程把控。 2. 熟悉老年竞赛主题活动的类型。 3. 了解竞赛活动的概念。 4. 能做好老年竞赛主题活动开展前的准备工作。 5. 能科学地组织开展老年竞赛主题活动。				
技能实施	活动前期准备	1. 2. 3. 4. 5.			
	活动执行流程	1. 2. 3. 4. 5. 6. 7. 8. 9.			
	活动评估				
教师评价					

【活页笔记】

技能名称	组织开展老年竞赛主题活动	姓名		学号	
实践要求	结合技能实施流程，开展实践练习。以小组为单位，进行组织开展老年竞赛主题活动的模拟操作。组内成员合理分工，分别扮演活动组织者、参与活动的老年人，共同完成实践练习。				
实践心得体会					
反思与改进					
教师评价					

模块 3：老年心理健康促进与维护

【模块描述】

随着人口老龄化快速发展，如何提高老年人的生活品质和健康水平已经成了全社会关注的问题。老年人因退休后社会角色、生活环境发生改变，容易产生心理落差。此外，随着年龄增长，生理机能减退、躯体疾病增多、丧偶等情况的出现容易导致老年人产生不良心理情绪，甚至出现抑郁、焦虑等各种心理和行为问题，损害老年人的健康，降低老年人的生活质量。正确认识并评估老年人的心理健康状况，积极开展心理咨询辅导和心理保健活动，是促进老年人心理健康的有效途径。

【学习目标】

掌握

（1）心理健康评估的定义及老年人心理健康评估的常见方法。

（2）心理咨询辅导的流程和方法。

（3）音乐治疗的方法。

熟悉

（1）老年人心理健康评估的内容。

（2）心理咨询辅导的技巧。

（3）音乐疗法的作用。

了解

（1）心理健康、社会隔离、社会支持、日常生活能力的概念。

（2）心理咨询、心理咨询督导的概念。

（3）音乐疗法的概念。

技能 8
开展心理健康评估（ZL-8）

【技能目标】

知识目标

（1）掌握心理健康评估的定义及老年人心理健康评估的常见方法。

（2）熟悉老年人心理健康评估的内容。

（3）了解心理健康、社会隔离、社会支持、日常生活能力的概念。

能力目标

（1）能够正确运用心理健康评估的方法为老年人开展心理健康评估。

（2）能够与老年人进行良好的沟通交流。

素质目标

（1）具备人文关怀的职业素养。

（2）能够在评估工作中细心观察老年人的表现，及时发现问题。

【相关知识】

一、基本概念

1. 心理健康

心理健康是由社会经济和环境因素所决定的，包括实现自身潜能、能应对日常生活压力、对所属社区有贡献等状态。

2. 心理健康评估

心理健康评估是指全面鉴定心理健康状况，通常采用的评估方法包括非正式的评估方法（如观察法）和正式的评估方法（如量表评定法、检查表法、问卷调查法和心理测验）。

3. 社会隔离

社会隔离，又称"社会孤立"，是指个体处在脱离社会、与他人隔离的状态。

4. 社会支持

社会支持是指在一定社会网络运用一定的物质和精神手段对个体进行无偿帮助的行

为，通常包括工具性社会支持和情感性社会支持。

5．日常生活能力

日常生活能力是指一个人为了满足日常生活的需要每天所进行的必要活动，包括进食、梳妆、洗漱、洗澡、如厕、穿衣等。功能性移动也属于日常生活能力，包括翻身、从床上坐起、转移、行走、驱动轮椅、上下楼梯等。

二、老年人心理健康的标准

老年人心理健康的标准如表 3-8-1 所示。

表 3-8-1　老年人心理健康的标准

序号	心理健康标准
1	有充分的安全感
2	能充分了解自己
3	生活目标切合实际
4	与外界环境保持接触，包括与自然、社会和人的接触
5	保持个性的完整与和谐
6	具有一定的学习能力
7	能保持良好的人际关系
8	能适度地表达与控制自己的情绪
9	能有限度地发挥自己的才能与兴趣爱好
10	在不违背社会道德规范的情况下，个人的基本需求能得到一定程度的满足

三、老年人心理健康评估的内容

老年人心理健康评估的内容如表 3-8-2 所示。

表 3-8-2　老年人心理健康评估的内容

序号	项目	具体内容
1	基本人口统计学信息	收集老年人的基本人口统计学信息，包括姓名、地址、出生年月、婚姻状况、家庭人员状况等
2	健康状况	收集老年人的健康信息，包括体检报告、既往病史、患病情况、服药情况等躯体疾病方面的信息，评估老年人的健康状况
3	认知功能	认知功能评估包括感知觉（视觉、听觉、味觉、嗅觉和触觉）评估、智力测试和记忆力评估

续表

序号	项目	具体内容
4	情绪状况	评估老年人是否存在抑郁、焦虑、自杀意念等异常情绪
5	社会功能	社会功能评估包括评估老年人的生活方式,确认其是否参加了社会活动或想参加什么社会活动,是否存在社会隔离、社会隔绝,是否有能调动的工具性社会支持和情感性社会支持
6	日常生活能力	采用"日常生活能力量表"或"工具性日常生活能力量表" 对老年人的日常生活能力进行测评。如日常生活能力存在一项或多项问题,意味着老年人虽然不需要24小时照顾,但需要支持性服务;丧失工具性日常生活能力(如电话、购物、做饭、独自乘坐公共交通工具、服药等)可能是老年人出现认知衰退或患有影响行为能力的疾病的征兆
7	经济状况	了解老年人的经济状况,便于为老年人安排适合的治疗与服务,建议通过间接问题获取相关信息
8	环境状况	评估老年人的生活环境状况,包括观察住宅的总体修缮情况、判断住宅有无安全隐患和安全防护措施,确保老年人在其生活环境中的人身安全

四、老年人心理健康评估的方法

针对老年人的心理健康评估可采用观察法、访谈法、问卷调查法和心理测验等多种科学的方法,需要通过一定的程序,依据一定的原则开展,方能获得关于老年人的准确且有价值的信息。

1. 观察法

观察法是心理健康评估的基本方法之一,是指带着明确的目的,用自己的感觉器官和辅助工具直接、有针对性地了解正在发生、发展和变化着的现象。观察法与日常生活中人们对各种事物的观察有所不同,它要求观察者的活动具有系统性、计划性和目的性,还要求观察者对所观察到的事实作出实质性和规律性的解释。观察法的操作要求如下。

（1）观察者必须根据研究目的或问题收集资料,而不是盲目、下意识地活动。

（2）观察者必须在确定范围内收集所需要的资料,即在一定时期、一定地点,对一定对象进行观察。

（3）观察必须有系统、有组织地进行,要在正式观察前制订详细的观察计划,观察者需要受过专业训练。

（4）除了利用人的感觉器官（如眼睛、耳朵）,还可以借助照相机、摄像机、录音机等辅助工具准确、详细地记录观察结果。

（5）观察记录必须客观,对观察结果要加以验证,确保观察的科学性和客观性。

2. 访谈法

访谈法是心理咨询与辅导的基本方法，也是一种心理健康评估手段。通过访谈可以了解老年人的价值观念、情感感受、行为规范，了解老年人过去的生活经历和他们所知道的事件以及对事件意义的解释。该方法能够为心理护理人员了解老年人提供一个比较开阔的视野，有助于其多维度、深入、细致地了解事件全过程；能够为心理护理人员实施心理护理提供指导，有助于其判断哪些问题急需追问，哪些问题比较敏感，要特别小心；有利于心理护理人员和老年人建立熟悉、信任的人际关系。

访谈法的效果取决于问题的性质和心理护理人员本身的访谈技巧。例如，当老年人在冠心病康复期出现心理行为问题时，心理护理人员可以通过与家属座谈获得有关心理社会因素的信息并记录。

3. 问卷调查法

问卷调查法是指通过使用统一且严格设计的问卷，收集老年人心理行为数据的一种研究方法。问卷调查法的操作要求如下。

（1）调查要求从某个调查总体中抽取一定规模的随机样本。

（2）资料收集需要采用特定的工具，资料的统计分析必须在计算机的辅助下完成。

（3）问卷调查法得到的是量化资料。

问卷调查法标准化高，避免了评估的盲目性和主观性，而且能在短时间内收集到大量资料，便于定量分析。需要注意的是，问题是问卷的核心，在设计问卷时，心理护理人员应该对问题的类别有比较清楚的认识，并善于根据工作目的和具体情况选择适当类别的问题，还要精心设计问题的表达方式、排列方式和回答方式，只有这样才能设计出结构科学、内在逻辑性强的高质量问卷。

4. 心理测验

心理测验是心理健康评估搜集量化资料的常用工具，可定量测量心理行为变量，如人格量表、智力量表、症状量表等均可获得较高可信度的量化记录。通过测量老年人的行为，可推测其智力、人格、态度等方面的特征与水平。需要注意的是，心理测验必须严格按照科学规范实施，才能得到科学的结论。

心理测验种类繁多，可按不同的标准进行分类。按照所要测量的特征，心理测验可分为认知测验、人格测验等。认知测验包括智力测验、特殊能力测验、创造力测验、成就测验；人格测验包括明尼苏达多相人格调查表、态度量表、兴趣测验、成就动机测验等，基于不同的人格理论，人格测验又可分为自陈量表、投射测验和行为测验等。

五、评估中的注意事项

（1）了解老年人经济状况时，由于话题敏感，建议通过间接询问获取相关信息，如"您是否担心自己的钱不够日常开销""您是否因手头没钱而推迟买药或食物""您有钱应急吗"。如果老年人相信心理护理人员问这些问题是为了帮助他们提高生活质量，可能会更配合回答涉及钱的问题。

（2）评估时不要滥用心理测验。如果通过与咨询者或治疗对象交谈，对其问题已经形成明确看法，便可放弃不必要的心理测验。

【技能导入】

牟奶奶，68岁，性格开朗，与老伴陈爷爷5年前共同入住夕阳红养老院。牟奶奶患有高血压、轻度骨质疏松，暂无其他慢性病，生活能够自理。一年前陈爷爷因突发脑溢血离世，近半年来牟奶奶表现异常，常常无精打采，郁郁寡欢，言语减少，一个人坐在窗前发呆或流泪，情绪低落，不愿与他人交流，也不愿参加养老院组织的各种活动，对什么事物都提不起兴趣，胃口也不好。请你对牟奶奶进行心理健康评估。

【技能分析】

一、初步分析

（1）牟奶奶住在养老机构，患有高血压、轻度骨质疏松，生活能够自理。

（2）牟奶奶曾经性格开朗，一年前老伴离世后开始出现情绪变化，郁郁寡欢，对任何事物都提不起兴趣，食欲不振。

（3）综合考虑，怀疑牟奶奶是因丧偶而出现异常情绪。

二、确定评估方案

牟奶奶住在养老机构，且存在异常情绪问题，因此可采用观察法和心理测验综合评估牟奶奶的身体状况、情绪状况。

三、分析评估结果

整理收集到的信息，分析并形成评估报告。

【技能实施】

一、操作流程

开展心理健康评估的操作流程如表3-8-3所示。

表 3-8-3　操作流程

环节	步骤		注意事项
准备	物品准备：相机、摄像机、量表、纸、笔等		
	环境准备：安静、熟悉、舒适的环境		
	人员准备：评估人员应接受过心理护理专业训练，具备心理健康评估能力		
初步分析	牟奶奶曾经性格开朗，一年前老伴离世后开始出现情绪变化，郁郁寡欢，对任何事物都提不起兴趣，食欲不振。综合考虑，怀疑牟奶奶是因丧偶而出现异常情绪		
确定评估方案	根据初步分析，确定选用观察法和心理测验结合开展心理健康评估		
具体评估流程	观察法	（1）明确观察目的：设定观察的具体目标，如观察牟奶奶的主导情绪、主导情绪的强度、具体表现等	评估过程中，观察法与心理测验不分先后顺序，根据实际情况开展即可
		（2）确定观察方式：先采用无结构性观察法，再过渡到半结构性观察法	
		（3）制订观察计划：计划内容包括观察期限、收集资料的时间、观察过程中可能遇到的困难及解决方案，以及观察经费、人员等方面的问题	
		（4）征得老年人/家属同意：观察开始前，向老年人或老年人家属解释说明情况，并取得同意和配合，做好时间和场地的布置与协调	
		（5）制作观察工具，布置观察设备：设计制作一份结构性观察表，便于观察者将所见所闻记录在观察表内。布置好观察设备，可利用摄像、录音等辅助观察	
		（6）收集资料：按照观察计划，对老年人进行观察，做好相关记录	
	心理测验	（1）选择合适的测量工具：根据案例中老年人的问题，首先考虑其存在抑郁情绪，选择抑郁自评量表和焦虑自评量表	
		（2）征得老年人同意：测验前先与老年人及家属进行沟通，取得其同意和配合	
		（3）做好测验准备：准备好量表、答题纸、铅笔等工具，熟悉测验的要求与步骤，熟悉指导语	
		（4）正式实施测验：为老年人安排安静、舒适的评估环境，测验人员指导老年人完成测验	
分析评估信息	处理并分析观察到的信息，对照常模分析测验量表结果，确定老年人的心理状况		
形成评估报告	根据观察法和心理测验的结果，对老年人进行综合评定，形成评估报告		

二、操作注意事项

（1）评估前要对老年人的具体情况进行初步分析，选择合适的评估方法，可以多个方法叠加开展。

（2）采用观察法进行评估时，注意保护被观察老年人的隐私。

（3）采用测验法进行评估时，要准确选择测量工具（量表），评估人员向老年人或家属解释测量结果时，要充分考虑老年人的具体情况，以其能接受的方式表达和说明。

（4）采用访谈法进行评估时，要根据老年人心理状况的初步分析提前拟订访谈提纲，注意沟通交流技巧，对于敏感性问题，可以迂回提问，旁敲侧击，尽量运用开放式提问。

【实践思考】

（1）评估前如果不能取得老年人的理解和配合，应该怎么办？

（2）评估工作中采取哪些方式能使老年人更加配合？

技能名称	开展心理健康评估	学时		培训对象	
学生姓名		联系电话		操作成绩	
操作设备		操作时间		操作地点	
技能目的	1. 掌握老年人心理健康评估的常见方法。 2. 能对老年人的心理健康状态进行初步分析。 3. 能针对不同情况的老年人,正确选择心理健康评估方法。 4. 具备耐心细致、敬业奉献的职业素养,细心观察老年人的情况,及时发现问题。 5. 具备共情能力,能与老年人及家属进行良好的沟通交流。				
技能实施	准备	1. 2. 3.			
	初步分析				
	确定评估方案				
	具体评估流程	1. 2. 3. 4. 5. 6. 7.			
	信息处理				
	形成评估报告				
教师评价					

【活页笔记】

技能名称	开展心理健康评估	姓名		学号	
实践要求	结合技能实施流程，以小组为单位开展心理健康评估的模拟操作，组员分别扮演老年人、老年人家属及心理护理人员，完成练习。一轮练习结束后，组员交换角色再次练习。				
实践心得体会					
反思与改进					
教师评价					

技能 9
开展心理咨询辅导（ZL-9）

【技能目标】

知识目标

（1）掌握心理咨询辅导的流程和方法。

（2）熟悉心理咨询辅导的技巧。

（3）了解心理咨询辅导的内容。

能力目标

（1）能够为老年人提供有效的心理咨询辅导。

（2）能够与老年人进行良好的沟通交流。

素质目标

（1）关心老年人，具备人文关怀的职业素养。

（2）尊重老年人，具备良好的共情能力。

【相关知识】

一、相关概念

1. 心理咨询

心理咨询是为解决人们在学习、工作、生活方面出现的心理问题（心理困扰、心理危机、心理负荷等）提供有关的理论指导和实际帮助，使人们的认知、情感、态度和行为有所改变，以更好地适应社会、环境和家庭。心理咨询的对象主要是正常人和亚健康状态者。

2. 会谈

会谈是指心理咨询辅导工作人员与老年求助者间的一种专业性谈话，在会谈过程中，双方交换观念、表达态度、分享情感、交流经验，老年求助者向工作人员袒露心声，工作人员向老年求助者表达愿意协助的态度，并借此收集评估资料，同时向老年求助者传递新的观念、希望、支持、信心，以改善老年求助者的心理状况。

3. 怀旧法

怀旧法是指引导老年求助者回顾过往生活中最重要、最难忘的时刻，使其在回顾中重新体验快乐、成就、尊严等多种有利身心健康的情绪，帮助老年求助者找回自尊和荣耀。

4. 生命回顾法

生命回顾法是指引导老年求助者缅怀过去成功或失败的经历，帮助老年求助者重建完整的自我。

二、心理咨询辅导的内容

（1）协助老年求助者认识并接受衰老。

（2）帮助老年求助者找回生活的意义。

（3）改善老年求助者与家人的相处问题。

（4）支持老年求助者积极参加社区活动，使其晚年生活更加充实。

（5）帮助老年求助者建立科学、健康的晚年生活方式和心理准备，正确应对人生晚年期的各种"生活事件"（如丧偶、重病、空巢家庭等）。

（6）指导老年求助者正确认识死亡，减轻对死亡的过度恐惧。

三、心理咨询辅导的技巧

（1）在初诊阶段，需要形成对老年求助者的初步印象，理解老年求助者的心理问题。为此，心理咨询辅导工作人员应掌握观察法、谈话法，以及分析问题的手段和技巧。

（2）及时进行自我平衡，在受到老年求助者不良情绪感染后，要在短时间内使自己的心态恢复平静。

（3）在平等交谈中，启发老年求助者进行正确的独立思考。

（4）与老年求助者谈话时灵活应对，随时转变咨询方式，克服老年求助者的阻抗和掩饰。

（5）把握谈话的内容和方向，以达到了解老年求助者内心世界的目的。

（6）掌握会谈技巧，具体如下。

专注：心理咨询辅导工作人员应高度关注老年求助者的语言、情绪、心理。这种专注既包括非语言的肢体专注表达，如工作人员要面向求助者，面部表情要松弛，手势要自然，眼神要亲切，身体适当向前倾向求助者等；也包括非语言的心理专注表达，如注意倾听求助者的叙述，观察求助者的手势、神态、身体动作、语气、语调，揣摩求助者的心理，体会求助者的"言外之意"等。

真诚：心理咨询辅导工作人员应保持真诚的态度，有助于与老年求助者建立专业关系。工作人员真诚地表示愿意协助求助者，以真正的自我对待求助者，不用专业的脸谱或权势吓人，可以有效降低求助者的自我防御。

同理心：是指心理咨询辅导工作人员对老年求助者的一种"感同身受"的理解。同理心有高低层次之分。低层次的同理心表明工作人员只是进入了求助者的浅层内心世界，并在一定程度上表达出对求助者的感觉与理解；高层次的同理心则是基于良好的专业关系，工作人员尝试运用专业力量去影响求助者，引导求助者从更客观的角度看待自己的问题，同时能够察觉出潜在的、隐含的或透露不足的部分，并针对此部分进行深入沟通。

（7）善于运用怀旧法。

（8）适当运用生命回顾法，引导老年求助者通过内省重新体味人生的价值和意义。

【技能导入】

宋奶奶，68岁，自理老人。两年前老伴去世后，宋奶奶一直独自居住。宋奶奶性格急躁，对自己要求较高，经常自称是完美主义者。近期在街道庆国庆的舞蹈队会演练习中，宋奶奶因为学习舞蹈吃力，压力大，夜里失眠，睡不好觉。最近一周情况进一步加重，宋奶奶除了睡眠越来越差，情绪也变得很焦虑，时常坐立不安，呼吸急促。宋奶奶前来求助，请你为宋奶奶提供心理咨询辅导服务。

【技能分析】

一、初步分析

宋奶奶性格急躁，自我要求严格，因舞蹈学习压力过大而出现坐立难安、夜不能寐、情绪焦虑、呼吸急促等身体变化，主动咨询求助。

二、心理健康评估

针对宋奶奶的上述情况，应先收集相关信息，对宋奶奶开展心理健康评估，确认宋奶奶目前的心理健康状况。

三、心理咨询辅导

根据心理健康评估结果，采取适合宋奶奶的心理干预或治疗护理。

【技能实施】

一、操作流程

开展心理咨询辅导的操作流程如表3-9-1所示。

表 3-9-1　操作流程

环节	步骤	注意事项
准备	物品准备: 笔、记录本、音乐、舒适座椅等	
	人员准备: (1)老年求助者需要具备咨询意愿和自主意识。 (2)工作人员应具备心理学、老年学的基础知识, 以及良好的咨询技巧	
	环境准备: 安静、整洁的房间, 光线柔和, 避免他人打扰	
心理健康评估阶段	(1)通过与宋奶奶及家属沟通, 收集宋奶奶的相关信息, 与其建立良好的咨询关系	
	(2)开展心理健康评估: 运用恰当的心理健康评估方法及工具, 对宋奶奶进行心理健康评估	
	(3)整理收集到的信息, 系统思考, 认真分析, 挖掘宋奶奶的心理矛盾和思想症结。宋奶奶是因舞蹈表演压力过大而出现坐立难安、夜不能寐、情绪焦虑、呼吸急促等身体变化, 需要协助宋奶奶进行放松训练, 缓解压力, 改善目前的症状表现	
	(4)与宋奶奶共同制订咨询目标和实施方案	
帮助和改变阶段	运用各种咨询技能和干预技术对老年求助者施以帮助并记录。针对宋奶奶的情况, 可以采用放松训练, 帮助其缓解压力。具体方法如下。 1. 体位 宋奶奶取坐位, 并将头舒适地靠在椅子的高靠背上。 2. 指令 (发出指示语时, 声音应缓慢而柔和) (1)练习肩部: 将你的双肩向下拉。注意, 你会感到你的双肩向下, 离开你的双耳, 你也会感到你的脖子变长了。 (2)练习肘部: 将你的双肘向外运动, 形成一个角度; 这样, 双手会稍稍弯曲。注意, 你的上臂现在离开你身体的两侧, 与身体成一个很大的角度, 你感到双臂的重量压在支持物(如扶手)上。 (3)练习双手: 将你的两个手腕放在支持物(如扶手)上, 伸直你的手指, 你会感到手指变长了。注意, 你的手指伸直、分开, 放在支持物上。 (4)练习髋部: 将你的髋部向外转动。注意, 你的髋部向外旋转, 你的膝朝向外侧。 (5)练习膝部: 轻轻移动你的膝, 直到感到舒适为止。注意, 你感到膝很舒适。 (6)练习双足: 将你的双足趾向下弯。注意, 你感到双足在悬摆, 而且沉重。 (7)练习躯干: 将你的躯干推向你背部靠着的支撑物上。注意, 你感到躯干的重量压在支持物上。 (8)练习头部: 将你的头向后靠在支持物上。注意, 你感到头的重量压在支持物上。	

环节	步骤	注意事项
	（9）练习呼吸：按照你自己的速度，经鼻子轻轻地、慢慢地吸气，你感到肋骨向上移；然后，经鼻子轻轻地、慢慢地呼气，你感到肋骨向下移。 （10）练习下颌：将你的下颌向下拉。注意，你的口张开，下颌变重，两唇放松。 （11）练习舌：将你的舌向下压。注意，将你的舌放松。 （12）练习双眼：闭眼。注意，你感到眼睑轻轻地靠在眼球上，眼前一片黑暗。 （13）练习前额：从眉毛起放松你的前额，向上到头皮，向下到颈后部。注意，你感到头发向同一方向运动。 （14）放松精神：可以反复进行相同次序的全身运动；也可以选择一段喜欢的旋律，反复默唱；还可以选择一首诗或一段祷告，反复默诵。如果思想被担忧的想法分散，不要烦恼，将它丢开，使思想回到所选的愉快意念上。 （15）完成动作：做动作要缓慢。身体朝各方向缓慢运动，打打哈欠。在起身前坐几分钟，再转动身子，然后起来	
巩固阶段	和宋奶奶一起对照咨询辅导方案，看是否已取得阶段性成效。对于还未解决的问题和尚未达到的目标，寻找原因并采取相应的对策	

二、操作注意事项

（1）在心理健康评估阶段，要了解的基本信息包括老年求助者的姓名、性别、年龄、文化程度、原来的职业等。这些内容可以通过老年求助者或陪同人填写的表格加以了解。另外，还需要在进一步沟通中了解老年求助者的简要学历、生活经历、重大生活事件、原工作环境、家庭环境、健康状况、想要咨询的问题、临床诊断、心理测验结果等多项内容。

（2）在收集信息过程中，引导老年求助者充分表达思想，在自然、愉快的气氛中进行咨询辅导，要使求助者愿意向工作人员表达个人的看法和感受。与求助者建立良好的咨询关系有助于全面了解求助者的情况，对其作出更准确的判断。

（3）咨询目标的确定可以由求助者和工作人员共同参与，共同配合。

（4）在帮助和改变阶段，可以先初步设计多种解决老年求助者心理症结的方案，并和求助者一起研究这些方案可能引起的结果并进行评价，让求助者通过对比，选择一个最适合自己的解决方案。

（5）放松训练的注意事项：坚持每天进行放松练习，形成一种习惯。每天练习2~3次，练习越多越容易放松。不要在空腹或饱餐后练习，练习环境不能太热或太冷，这些情况会使人难以放松。

【实践思考】

（1）结合学习内容，以小组为单位开展心理会谈技巧的实践练习。

（2）查阅资料，思考在为老年人提供心理咨询辅导时如何开展有效的倾听和询问，并进行相应的技术训练。

【技能工单】

技能名称	开展心理 咨询辅导	学时		培训对象	
学生姓名		联系电话		操作成绩	
操作设备		操作时间		操作地点	

技能目的	1. 掌握心理咨询辅导的流程和方法。 2. 熟悉心理咨询辅导的技巧。 3. 了解心理咨询辅导的概念。 4. 能为老年人提供有效的心理咨询辅导。 5. 具备共情能力,能与老年人进行良好的沟通交流。	
技能实施	准备	1. 2. 3.
	心理健康 评估阶段	1. 2. 3. 4.
	帮助和改变阶段	
	巩固阶段	
教师评价		

【活页笔记】

技能名称	开展心理咨询辅导	姓名		学号	
实践要求	结合技能实施流程，以小组为单位开展心理咨询辅导的模拟操作。组内成员合理分工，分别扮演老年人、老年人家属及心理咨询辅导工作人员，完成练习。一轮练习结束后，组员交换角色再次练习。				
实践心得体会					
反思与改进					
教师评价					

技能 10
开展音乐疗法心理保健活动（ZL-10）

【技能目标】

知识目标

（1）掌握音乐治疗的方法。

（2）熟悉音乐疗法的作用。

（3）了解音乐疗法的概念。

能力目标

能够运用音乐疗法开展心理保健活动。

素质目标

（1）关心老年人，具备人文关怀的职业素养。

（2）尊重老年人，具备良好的共情能力。

【相关知识】

一、音乐疗法的概念

音乐疗法，即音乐治疗，是一种新兴的集音乐、医学和心理学于一体的边缘交叉治疗方法，以物理治疗的理论和方法为基础，运用音乐特有的生理、心理效应使老年人在音乐治疗师的帮助下消除心理障碍，恢复或增进身心健康。音乐疗法一般以 1~2 个月为一个疗程，也有以 3 个月为一个疗程的，每周 5~6 次，每次 1~2 小时。

二、音乐疗法的作用

1. 音乐的作用

（1）音乐对心理的影响。音乐能直接影响人的情绪和行为，会引起主管人类情绪和感觉的大脑的自主反应，使情绪发生改变，既能增强人体的抗病能力，又可消除精神上的阻滞。节奏鲜明的音乐能振奋人的情绪，旋律悠扬的乐曲则能使人情绪平静且轻松愉快。经常听音乐，可以帮助老年人增加生活乐趣，了解生活的意义，从而增强其能动性和自信心，有利于心理健康。

（2）音乐对生理的影响。音乐有各种不同的节奏，人体也有各种生理节奏，如脉搏、呼吸等。人体对音乐节奏具有明显的跟随本能，音乐节奏的快慢可以带动肢体动作节奏的快慢，适当的音乐可以调节人体生理节奏，刺激人体的自主神经系统，调节人体的心跳、呼吸速率、神经传导、血压和内分泌等。研究证实，音乐可以治疗高血压、神经性胃炎等心身疾病。

2. 音乐疗法的适用对象

音乐疗法适用于自闭症、多动症、阅读困难症、抑郁症、焦虑症、疼痛、恶心呕吐、颅脑损伤意识障碍、脑卒中、帕金森病等患者，还可用于改善呼吸、控制血压、改善精神状态等。

3. 音乐疗法的常用音乐

音乐疗法的常用音乐有《春江花月夜》《摇篮曲》《小夜曲》《森林水车》《爱的欢乐》《德国舞曲》《贝多芬主题小回旋曲》《魔笛》《军队进行曲》《如歌的行板》《第五匈牙利舞曲》《四季》《梦》《月光》《长笛与竖琴奏鸣曲》《悼念公主的帕凡舞曲》《晚安，可爱的小精灵》《百鸟朝凤》《平沙落雁》《雨中旋律》《为晚会喝彩》《海滨的火焰》等。

三、音乐治疗的常用方法

1. 接受式音乐心理治疗方法

接受式音乐心理治疗方法，即通过聆听特定的音乐，调整身心，达到祛病健身的目的。

（1）音乐冥想法：即通过聆听音乐，深度放松思想意识。按照音乐的功能选择不同乐曲，将其编制特定的音乐带，用于聆听和冥想，如用于晨起的"早晨的音乐"，帮助入睡的"催眠音乐"，调节情绪的"焦虑不安时的音乐""愤怒时的音乐""悲伤时的音乐"，用于治疗疾病的"血压升高时的音乐""肠胃不适时的音乐"等。编制的乐曲以西欧古典音乐、现代音乐为主，例如，缓解焦虑的乐曲有李姆斯基的《野蜂飞舞》、斯特拉文斯基的《火鸟》等。

（2）聆听讨论法：包括歌曲讨论和编制个人"音乐小传"。音乐治疗师选择歌曲，指导老年人聆听后进行讨论；更进一步地聆听讨论，老年人可选择自己人生各阶段特别有意义的歌曲或乐曲，聆听这些音乐，回忆当时的情景，产生强烈的情绪反应。一般用语言回忆往事会比较客观冷静，而与音乐相伴的回忆则带有强烈的情感色彩。采用聆听讨论法治疗时，老年人往往在回忆时敞开心扉，通过聆听、回忆与讨论促进个人心理健康，同时有助于治疗师迅速了解老年人的"情感历史"。这种方法常用于集体治疗。

（3）投射的音乐聆听法：音乐治疗师可制作一些音乐片段，播放后指导老年人根据音乐编写短小的故事，故事中要有时间、地点、人物、场景和情节。通过分析老年人所编的故事，了解老年人的人格特征，还可能发现其精神问题。听音乐编故事可以投射出一个人的深层心理活动，可以根据所编故事中人物的人格特点、编写人与故事中人物的关系来分析编写人的人格。通过这种方法获得的信息通常比一般心理测验更深入。

（4）音乐想象疗法：音乐治疗师引导老年人进入放松状态，在特别编织的音乐背景下展开想象，想象中要出现视觉图像，治疗师引导老年人诉说产生的想象，音乐结束后，一起讨论想象内容的意义。

2. 参与式音乐心理治疗方法

参与式音乐心理治疗方法，又称"娱乐法"，即引导老年人直接参与音乐活动，改善其心理状况。治疗师可以与老年人一起参与音乐活动，利用音乐的娱乐功能，引导其在演唱、演奏中得到愉悦和情感表达。对于完全没有受过音乐训练的老年人，可为其提供一些技法简单的乐器，先教会老年人最基本的音乐技能，鼓励其参与音乐活动。

歌唱法常运用格里高利圣咏一类的体裁，还可运用泛音唱法，可以非常有效地平静身心。此外，唱饶舌歌可以宣泄情绪。歌唱法可明显改善老年期抑郁症患者的临床症状。

3. 即兴式音乐心理治疗方法

即兴式音乐心理治疗方法，即选择吉他、钢琴等乐器，由治疗师引导老年人随心所欲地演奏，以治疗心理疾患。这种方法应用于个体治疗时，一对一地演奏有助于建立治疗师与老年人的关系，并能投射出老年人内心的情感和心理症结；应用于集体治疗时，集体的即兴演奏可以帮助老年人学习适应社会和改善人际关系。

四、音乐疗法的注意事项

（1）选择适合老年人心理健康需求的音乐。

（2）环境安静、整洁，光线柔和。

（3）音量要适宜，一般在 40 分贝左右。

（4）治疗时间不宜过长，每次以 30 分钟左右为宜，每天不超过 1.5 小时。

【技能导入】

郑爷爷,63岁,退休前是某部门领导,工作期间兢兢业业,深受好评。退休后与老伴居住,独生女儿现居国外。郑爷爷每天陪老伴雷奶奶买菜、做家务,日子也算过得清闲。最近雷奶奶参加社区的老年舞蹈队,每天要出门练舞,郑爷爷白天只能独自在家,偶尔出门遛弯,想约老朋友喝茶,但老朋友不是去了外地旅游就是在家帮子女带孙子不得空。郑爷爷觉得时间过得太慢,终日无事可做,倍感失落,觉得自己没有用了,总是唉声叹气,做事提不起劲。雷奶奶劝他去参加老年社区活动,他也没兴趣。雷奶奶说,郑爷爷年轻的时候也没太多兴趣爱好,一心扑在事业上,闲暇时就爱听听轻音乐,但现在也不听了。

【技能分析】

一、分析老年人的行为和心理状况

（1）郑爷爷退休后社会角色、生活方式发生变化，无法适应，出现异常情绪。

（2）郑爷爷年轻时喜欢听音乐，可以采用音乐治疗，改善郑爷爷现在的心理状况。

二、制订音乐治疗计划

选择郑爷爷喜欢的音乐，制订音乐治疗计划。

三、实施音乐治疗

指导郑爷爷进行音乐治疗，帮助郑爷爷在音乐活动中重拾自信，消除不良情绪，培养兴趣爱好。

【技能实施】

一、操作流程

开展音乐疗法心理保健活动的操作流程如表 3-10-1 所示。

表 3-10-1　操作流程

环节	步骤	注意事项
准备	物品准备：音响、音乐播放器等	
	人员准备：着装整洁，具备心理护理的基础技能	
	环境准备：选择舒适的房间及座椅，灯光柔和，温度适宜，环境安静、整洁	
评估	初步分析郑爷爷的心理状态，评估郑爷爷是否适合进行音乐治疗，是否喜欢音乐，喜欢什么类型的音乐，适合采用什么音乐治疗方法等	
制订方案	根据郑爷爷目前的情绪和心理状况，可选择音乐冥想法，在聆听音乐过程中让郑爷爷思想意识深度放松。制订音乐治疗计划，选择合适音乐，剪辑制作资源	
实施方案	（1）向郑爷爷进行自我介绍，注意语气和蔼，消除郑爷爷的陌生感和抗拒感	
	（2）与郑爷爷进行耐心的沟通解释，取得其配合	
	（3）为郑爷爷提供适合音乐治疗的舒适环境	
	（4）让郑爷爷以自我感觉最轻松的姿势躺在沙发上，试着用腹部呼吸，跟着腹部的起伏细数每分钟呼吸次数，并记录在纸上	

环节	步骤	注意事项
实施方案	(5)记录郑爷爷每分钟心跳次数和呼吸次数	
	(6)嘱咐郑爷爷闭上眼睛,专心聆听音乐约30分钟,感受心身反应	
	(7)引导郑爷爷想象有一股柔和的暖流,由上至下(头部→脸部→颈部→胸部→背部→腹部→臀部→大腿→小腿→足部)缓慢地流过,放松身体	
	(8)再次测量郑爷爷的心跳次数和呼吸次数,对比聆听音乐前的数据,做好记录	
	(9)与郑爷爷交流聆听感受	
总结	评价每次音乐治疗是否按计划进行,郑爷爷是否配合,郑爷爷的心理健康状况是否有所好转	

二、操作注意事项

（1）选择音乐时，要遵守音乐与情绪同步的原则并充分了解老年人对音乐的喜好。

（2）沟通过程中，要热情耐心，言语和蔼，消除老年人的顾虑。

（3）音乐治疗前应稳定老年人的情绪，如果老年人不配合治疗，不必强求。

【实践思考】

（1）音乐治疗时，如果老年人突然情绪异常，不肯继续配合，应该如何应对？

（2）音乐治疗前应该做好哪些准备？

【技能工单】

技能名称	开展音乐疗法心理保健活动	学时		培训对象	
学生姓名		联系电话		操作成绩	
操作设备		操作时间		操作地点	
技能目的	1. 掌握音乐治疗的常用方法。 2. 选择适合老年人的音乐治疗方法。 3. 选择适合老年人的音乐。 4. 能与老年人及家属进行有效的沟通交流。 5. 关爱老年人，具备耐心负责的职业素养。				
技能实施	准备	1. 2. 3.			
	评估				
	制订方案				
	实施方案	1. 2. 3. 4. 5. 6. 7. 8. 9.			
	评价				
教师评价					

【活页笔记】

技能名称	开展音乐疗法 心理保健活动	姓名		学号	
实践要求	结合技能实施流程，以小组为单位开展音乐疗法心理保健活动的模拟操作。组内成员合理分工，分别扮演老年人、老年人家属及心理咨询辅导工作人员，完成练习。一轮练习结束后，组员交换角色再次练习。				
实践心得体会					
反思与改进					
教师评价					

模块 4：老年社会工作服务

【模块描述】

老年社会工作服务是针对老年问题的一种专业服务活动。受过专业训练的老年社会工作者在专业的价值理念指导下，充分运用社会工作的理论和方法，为在生活中遭受各种困难而暂时丧失社会功能的老年人解决问题，帮助其摆脱困境。

【学习目标】

掌握

（1）老年个案工作的方法和技能。

（2）老年小组工作的方法和技能。

（3）老年社区工作的方法和技能。

熟悉

（1）老年个案工作的流程。

（2）老年小组工作的流程。

（3）老年社区工作的流程。

了解

（1）老年个案工作的模式。

（2）老年小组工作的模式。

（3）老年社区工作的模式。

技能 11
老年个案工作服务（ZL-11）

【技能目标】

知识目标

（1）掌握老年个案工作的含义。

（2）掌握老年个案工作的基本模式。

（3）掌握老年个案工作的方法。

能力目标

（1）能够运用心理社会治疗模式开展老年个案工作。

（2）能够运用理性情绪行为治疗模式开展老年个案工作。

（3）能够运用危机调适模式开展老年个案工作。

素质目标

（1）能够接纳老年人的生理、心理特点。

（2）能够关注、倾听、尊重老年人。

【相关知识】

一、基本概念

1. 老年个案工作

老年个案工作是指以生活适应不良的老年人及其家庭为对象，以专业个案工作的价值理念为基础，运用有关人类关系与个人发展的各种科学知识和专业技术，针对老年人的特殊情况和需求，以个别化的方式帮助其个人或家庭降低压力，调适其外在环境的社会关系，运用社会资源改善或恢复其社会功能，增强其社会适应能力，提高其生活质量。

2. 心理社会治疗模式

心理社会治疗模式将个人与环境之间的关系概括为"人在情境中"，要求社会工作者既要深入老年人的内心，了解其感受、想法和需求，还要仔细观察周围环境对其施加的影响。

3. 理性情绪行为治疗模式

理性情绪行为治疗模式，即理性情绪行为疗法，由美国著名心理咨询学者艾利斯于20世纪50年代首创，属于认知疗法。理性情绪行为疗法还采用了一些行为治疗的方法，故又称"认知行为疗法"。

二、模式和方法

1. 心理社会治疗模式

（1）直接治疗技巧：直接对老年人进行辅导、治疗。直接治疗技巧分为两种，一种是反思性直接治疗技巧，是指社会工作者通过与老年人沟通交流，引导其正确分析和理解自己的问题，这种治疗技巧能反映老年人内心的感受和想法，包括现实情况反思、心理动力反思和人格发展反思；另一种是非反思性直接治疗技巧，是指社会工作者直接向老年人提供各种必要的服务，而老年人只处于被动接收状态，包括支持、直接影响和"探索—描述—宣泄"。

（2）间接治疗技巧：通过改善周围环境或辅导第三方，间接影响老年人。运用对象包括老年人的家属、朋友、同事、邻里和社区管理人员等。间接治疗技巧扩展了个案服务介入的焦点，是心理社会治疗模式中不可缺少的组成部分。

2. 理性情绪行为治疗模式

（1）指出非理性的信念，即探寻和识别老年人情绪、行为背后的非理性信念的原因，包括反映感受、角色扮演、冒险、识别。反映感受是指让老年人具体描述自己的情绪、行为及各种感受，从而识别出背后的非理性信念。角色扮演是指让老年人扮演特定的角色，重新体会当时场景中的情绪和行为，了解情绪和行为背后的非理性信念。冒险是指让老年人做自己担心、害怕的事，从而使情绪、行为背后的非理性信念显现出来。识别是指根据非理性信念的具体特征（如抽象、普遍、绝对等），了解、分析老年人情绪、行为背后的非理性信念。

（2）与老年人辩论非理性信念。辩论技巧主要包括辩论、理性功课、放弃自我评价、自我表露、示范、替代化选择、去灾难化、想象。辩论是指引导老年人质疑自己非理性信念的不合理之处，动摇非理性信念的基础。理性功课是指帮助老年人改变非理性信念的语言模式，如"必须……""应该……"等，形成理性的思维方式。放弃自我评价是指鼓励老年人放弃用外在标准评价自己，逐渐消除非理性信念的影响。自我表露是指借助社会工作者表露自己感受的方式，使老年人观察和学习理性的生活方式。示范是指由社会工作者进行具体示范，让老年人理解和掌握理性的行为方式。替代性选择是指寻找替代性方法，帮助老年人逐渐克服喜欢极端化的非理性信念。去灾难化是指让老年人尽可能设想最坏的结果，直接面对原来担心、害怕的事件（灾难），使老年人担心、害怕背后的非理性信念显现出来。想象是指让老年人想象自己处在困扰中，通过设法克服不合理的情绪和行为，学习和建立理性的生活方式。

3. 危机调适模式

（1）迅速了解老年人的主要问题。由于老年人在危机面前不知所措且时间非常紧迫，社会工作者需要将注意力集中到老年人最近的生活状况上。

（2）迅速作出危险性判断。社会工作者在了解老年人的主要问题过程中，需要对老年人采取破坏行为的可能性和危险程度进行评估，以便及时介入和治疗。

（3）有效稳定老年人的情绪。社会工作者需要借助简洁易懂的语言、专心的聆听、感情的支持等技巧稳定老年人的情绪，与老年人建立相互信任的合作关系。

（4）积极协助老年人解决当前问题。当老年人的情绪稳定后，社会工作者需要协助老年人分析危机产生的原因，根据危机产生的原因制订以解决当前问题为主要目标的介入计划，并按照计划执行，帮助老年人克服危机的影响。介入计划的执行需要取得老年人的家属、朋友等支持。

三、注意事项

（1）了解老年人的生理、心理特点，尊重老年人的看法和态度。

（2）注意与老年人建立信任关系，耐心、积极地与老年人交流。

（3）关注老年人的现在，而非过去。

（4）尊重老年人的选择，为老年人提供个别化的服务计划。

【技能导入】

何奶奶，65岁，生活在中小城市，有3个女儿和1个儿子，在老家排行老四，有3个哥哥。何奶奶结婚前依赖自己的哥哥，结婚后逐渐依赖自己的丈夫。自老伴于2009年10月因急性脑溢血离世后，何奶奶产生了种种不适症状，急需社会工作者的介入。

【技能分析】

一、背景分析

1. 身体状况

何奶奶身体比较健康，但由于丧偶后经常哭泣，视力下降严重。

2. 心理状况

何奶奶比较内向，想问题比较消极，丧偶后变得自卑、多疑，与子女之间的交流更少了，有得抑郁症的趋向。

3. 社会交往状况

何奶奶社会交往比较少，几乎一辈子都在家里，闲暇时喜欢和邻居聊天，但比较排斥陌生人，怕上当受骗。

4. 经济状况

何奶奶的经济状况很不错，不用担心自己的生活。何奶奶观念落后，重男轻女，准备把绝大部分财产留给小儿子，只把余下一小部分财产分给 3 个女儿。何奶奶担心财产分配不均会造成家庭矛盾。

二、初步评估

社会工作者在了解何奶奶的相关信息后，与何奶奶建立信任关系。经初步评估，何奶奶身体状况正常，但由于丧偶后经常哭泣，视力下降严重，应该对其进行健康知识的宣传教育。此外，何奶奶因生活环境的突然改变而产生不适，面临危机，社会工作者需要制订介入计划，对何奶奶的迷茫、无助和失望状态进行调适和治疗。

三、服务目标

运用危机调适模式，解决何奶奶面临的情感危机与信心危机，使其接受丧偶事实，重拾信心，恢复正常生活。最终服务目标是何奶奶能够自我认识，自我促进，自我实现，接纳自己，也接纳别人，维持良好的人际关系，保持乐观的生活态度。制订介入计划时，社会工作者需要关注何奶奶的家庭关系与心理健康，即情感危机与信心危机。

【技能实施】

一、操作流程

老年个案工作服务的操作流程如表 4-11-1 所示。

表 4-11-1　操作流程

环节	步骤	注意事项
背景分析	物品准备：录音笔、签字笔、笔记本等	
	人员准备：着装规范整洁，携带工作证件	
	资料搜集：了解何奶奶的身体、心理、社会和经济状况，做好记录和分析	
初步评估	（1）向何奶奶进行自我介绍，说明来意，取得其配合	注意眼神交流
	（2）罗列何奶奶面临的危机，梳理服务目标	

续表

环节	步骤	注意事项
初步评估	（3）根据何奶奶的身体、心理、社会和经济状况，与何奶奶共同确定面临的危机和服务目标，确定服务目标的优先顺序	
服务实施	（1）按计划开展危机调适服务，实现近期目标（接受现实，建立自信）	
	（2）根据服务进度，调整服务计划，实现远期目标（自我认识，自我促进，自我实现）	
总结	评估服务效果，撰写服务评估报告	
反思	结合服务效果，提出改进计划	

二、操作注意事项

（1）迅速了解老年人面临的主要问题并作出危险性判断。

（2）有效稳定老年人的情绪，与其建立信任关系。

（3）增强老年人的自主能力，与老年人共同制订服务目标并积极解决问题。

【实践思考】

（1）王奶奶是某厂的前领导，颇有威望，由于老伴走得早，孩子们又都陆续搬走，渐渐地，王奶奶就不爱说话了，行动也变得迟缓，严重依赖药物，本就不太丰厚的退休金此时更显微薄。请结合本案例背景，思考如何开展老年个案工作。

（2）开展老年个案工作时应坚持怎样的工作原则？

【技能工单】

技能名称	老年个案工作服务	学时		培训对象	
学生姓名		联系电话		操作成绩	
操作设备		操作时间		操作地点	
技能目的	1.掌握老年个案工作的含义、基本模式和方法。 2.能运用心理社会治疗模式开展老年个案工作。 3.能运用理性情绪行为治疗模式开展老年个案工作。 4.能运用危机调适模式开展老年个案工作。				
技能实施	背景分析				
	初步评估				
	服务实施				
	总结				
	反思				
教师评价					

【活页笔记】

技能名称	老年个案工作服务	姓名		学号	
实践要求	结合技能实施流程，以小组为单位开展老年个案工作服务的实践练习。要求所有组员参与讨论，合理分工，通过角色扮演进行模拟操作练习。一轮练习结束后，组员交换角色再次练习。				
实践心得体会					
反思与改进					
教师评价					

技能 12
老年小组工作服务（ZL-12）

【技能目标】

知识目标

（1）掌握老年小组工作的含义。

（2）掌握老年小组工作的类型。

（3）掌握老年小组工作的流程和方法。

能力目标

（1）能够根据需求评估选择合适的小组工作类型。

（2）能够按照小组工作流程和方法开展老年小组工作。

素质目标

（1）能够尊重并接纳不同个性特征的老年人。

（2）开展老年小组工作时能够保持中立、倾听、关注。

（3）具备尊老、爱老、敬老、孝老的道德品质和人文精神。

（4）具备细心、耐心、专心的职业精神。

（5）具备实事求是、严谨务实、精益求精的工作态度。

【相关知识】

一、基本概念

1. 小组工作

小组工作是指以小组或团体为对象，通过小组或团体的活动为其成员提供社会服务的方法。其目的是促进小组、团体及其成员的发展，使个人能借助集体生活加快自身的社会化；协调和发展个人与个人、个人与团体和团体与团体之间的社会关系；发挥团体或组织的社会功能，促进社会的进步与健康发展。

2. 老年小组工作

老年小组工作是针对社区或机构内的老年人的心理、生理、社会适应等方面的问题，通过提供不同目标模式的团体方案进行辅导和治疗，增进老年小组成员的互相支持，改善其态度、人际关系和应对实际生存环境等的社会生活功能，以满足老年人工具性和情感性需求。

二、类型

1. 老年人社交康乐小组

老年人社交康乐小组适合社会功能退化或丧失的老年人，它将有共同兴趣的老年人组织在一起，帮助他们积极参加身心健康活动，以达到适应老年生活的目的。老年人社交康乐小组的活动根据参与活动的老年人的年龄可分为低龄老人活动（体力、精力充沛的老年人）、中龄老人活动（活动能力尚可，无肢体功能障碍的老年人）和高龄老人活动（年老体迈的老年人），根据活动功能可分为学习型、娱乐型、社交型、休息型、治疗型，根据参与活动的老年人的积极性可分为积极被动型（看比赛、表演）、消极被动型（睡懒觉）、积极能动型（参加比赛、表演等）、消极能动型（赌博等）。

2. 老年人支持小组

老年人支持性小组旨在运用支持性干预策略培养老年人互助并学会应对压力性生活事件，激活和强化老年人的应对能力，使其能有效地适应和应对未来的压力性生活事件。

3. 老年人治疗小组

老年人治疗小组的目的是帮助成员改变行为，应对和改善个人问题，使其在经历了身心或社会生活的创伤后得以康复。支持仅为小组的要素之一，小组的重点是重新调整自己和康复。

4. 老年人服务小组

老年人服务小组是通过小组为老年人开展义务服务工作，培养和发掘成员的服务意识和潜能，例如，发动年轻人或低龄老人组成服务小组为高龄老人提供服务。

5. 护老者小组

护老者小组的服务对象是老年人的家庭成员或其他照顾者，社会工作者将这些人组织在一起，一方面指导其学习护老的知识和技巧，另一方面帮助其缓解护老过程中产生的压力。

三、流程和方法

1. 小组需求评估阶段

社会工作者可以运用多种方法来收集相关资料，对老年小组开展需求评估，如问卷调查和访谈法。问卷调查是最常用的一种方法，先将希望从问卷里得到的信息罗列下来，再将需要了解的信息细化为一个一个的小问题，确保老年人能通过回答这些问题，提供社会工作者需要的信息。访谈法是指访问一些潜在的服务对象，询问他们对一些重要问题的认识和需求，比如"你面临的主要压力是什么""在这个问题上，你希望我们提供什么帮助"。

2. 小组策划阶段

在完成小组需求评估后，需要进行小组策划。首先要明确小组的背景和目标，然后招募并筛选组员，明确小组性质，准备活动场所，设计小组服务方案，明确需要注意的要素。其中，小组服务方案的内容包括小组名称、基本理念、主要理论、目的和目标、服务对象和招募方法、小组活动安排、预计的困难和解决办法、评估方法、经费预算、注意事项等。

3. 小组开始阶段

在小组开始阶段，社会工作者要注意组员的心理和行为表现。本阶段的工作技巧包括真诚、温暖和同理。本阶段的主要任务是介绍小组成员、明确小组目标和组员的期望、讨论保密原则、制订小组规范、签订小组契约等。

4. 小组发展阶段

小组发展阶段的任务是帮助小组组员遵照聚会议程进行，避免离题，处理矛盾，帮助组员更好地认识自我、澄清自我感觉，鼓励组员彼此之间互相尊重与关怀、互相帮助与支持，帮助小组成员讨论。本阶段的工作技巧包括稳定系统、赋权、引导和支持，社会工作者要善于利用冲突，调和组员的关系，相信组员是有能力的，增强实现小组目标的决心，鼓励组员表达自己的看法，鼓励小组自我管理和约束。

5. 小组结束阶段

小组结束阶段的任务是巩固组员正面和积极的情绪体验，尽力消除组员负面和消极的情绪体验，开展小组的过程评估和结果评估，处理分离情绪，帮助组员树立信心并鼓励其独立，使其继续保持在小组中获得的经验和改变，协助组员制订未来计划，以适应外部的情境。本阶段的工作技巧包括预告小组结束的时间，引导老年人分享经验，提升组员独立解决问题的信心和能力，弱化小组对组员的吸引力和影响力，催化小组结束。

四、注意事项

（1）合理安排小组工作各阶段的时间。

（2）注意把握各阶段社会工作者的角色。

（3）注意把握小组目标，小组活动设计要围绕小组目标进行。

（4）尊重并接纳每一位组员，保持中立，相信服务对象具备改变的能力。

【技能导入】

某社区有一些空巢老人，他们的子女外出工作、求学，无人照料这些老年人，他们的休闲娱乐生活比较单调，大多处于"出门一把锁，进门一盏灯"的生活状态，面对冷冷清清的家，老年人很容易产生寂寞、孤独之感，导致情绪低落、焦躁不安、孤僻抑郁等心理问题。

【技能分析】

一、分析任务目标

结合案例背景，开展老年小组工作，使该社区的老年人能够很好地了解自己的精神生活状况和需求，让组员在小组中找到好朋友，发挥老年人的潜能，引导其培养自己的兴趣爱好，增强与别人交流的能力。

二、制订服务方案

小组名称："夕阳无限，快乐老人"——老年人康乐小组。

第一次小组活动：本次活动的目的是介绍小组，鼓励组员相互认识，与组员建立良好的合作关系，了解组员的精神生活状况和需求，签订小组契约。

第二次小组活动：本次活动的目的是反馈组员的问卷结果，并根据组员注重健康这一角度开展健康活动，教组员手指操。协助组员进一步了解自己的精神生活需求，对自己的休闲娱乐生活进行评估，使组员认识到自己的生活需要丰富。引导组员互相帮助，学会手指操的组员教没学会的或学得不熟练的组员，争取每个组员都学会手指操。

第三次小组活动：本次活动的目的是教组员做手指操后9节，让组员熟悉手指操，促使他们养成做手指操的习惯。充分发挥文化示范社区的优势，引导组员参与社区的文娱活动。让组员尝试新的活动方式，鼓励其参加各种有意义的活动，引导组员在以后的生活中也参加一些既有助于身体健康，又有娱乐性的活动，提升其精神文化素养，丰富他们的生活。

第四次小组活动：本次活动的目的是引导组员复习手指操，加强组员对手指操的熟练程度；协助组员整理在小组中的所学，并运用到实际生活中。对组员的改变进行评估，处理组员对于小组结束的离别情绪，协助组员适应小组解散后的环境，交代未完成的工作。为小组提供进一步学习和服务的资源，组员一起评估小组效能，检验整个小组的效果。

三、评估服务效果

对组员的前期评估：第一次小组活动时，组员需要填写问卷，活动后社会工作者根据问卷调查结果和组员表现，总结出组员的基本情况和个体差异，了解组员的精神生活状况。

对组员的过程评估：每次小组活动时，需要有一名工作人员在一旁观察，专门做活动记录、过程评估，并撰写活动日志。

对结果的评估：最后一次小组活动时，组员可以分享活动所获，并填写问卷。社会工作者根据问卷调查结果和组员表现，比较其在参加小组前后是否有所改变，此外也可通过与组员的联系人会谈了解组员的变化情况。

【技能实施】

一、操作流程

老年小组工作服务的操作流程如表 4-12-1 所示。

表 4-12-1　操作流程

环节	步骤	注意事项
小组形成阶段	(1) 组员招募及遴选	
	(2) 确定小组目标	
	(3) 制订工作计划	
	(4) 申报并协调资源	
小组开始阶段	(1) 鼓励成员彼此认识，消除陌生感	
	(2) 澄清组员对小组的期望，认识小组目标	
	(3) 制订保密原则，建立契约	
	(4) 制订小组规范	
小组中期转折阶段	(1) 保持组员对整体目标的认识	
	(2) 协助组员重新建构小组，转换小组主导	
	(3) 适当控制小组	
	(4) 协调并处理冲突	
小组后期成熟阶段	(1) 维持小组良好互动	
	(2) 协助组员从小组中获得新的认知	
	(3) 协助组员将认知转变为行为	
	(4) 协助组员解决有关问题	
小组结束阶段	(1) 缓解组员的离别情绪	
	(2) 协助组员保持在小组中学到的经验	
	(3) 进行小组评估	

二、操作注意事项

（1）迅速了解服务对象面临的主要问题并作出危险性判断。

（2）有效稳定服务对象的情绪，与其建立相互信任的合作关系。

（3）增强服务对象的自主能力，与服务对象共同制订服务目标并积极解决问题。

【实践思考】

（1）某社区老年女性中 60% 属于丧偶女性。通过对丧偶老年女性进行问卷调查，发现大多数丧偶老年女性感到孤独、无趣，社区活动参与积极性不高，缺乏精神寄托，经常感到焦虑，对死亡存在恐惧心理。请结合本案例背景，思考如何开展针对该社区丧偶老年女性的老年小组工作。

（2）开展老年小组工作时，每个阶段应注意哪些问题？

【技能工单】

技能名称	老年小组 工作服务	学时		培训对象	
学生姓名		联系电话		操作成绩	
操作设备		操作时间		操作地点	
技能目的	1. 掌握老年小组工作的内涵。 2. 掌握老年小组工作各阶段的任务和方法。 3. 能根据小组需求评估设计小组服务方案。 4. 能总结服务效果并开展小组工作服务评估。				
技能实施	小组形成阶段	1. 2. 3. 4.			
	小组开始阶段	1. 2. 3. 4.			
	小组中期 转折阶段	1. 2. 3. 4.			
	小组后期 成熟阶段	1. 2. 3. 4.			
	小组结束阶段	1. 2. 3.			
教师评价					

【活页笔记】

技能名称	老年小组工作服务	姓名		学号	
实践要求	结合技能实施流程，以小组为单位开展老年小组工作服务的实践练习。要求所有组员参与讨论，合理分工，通过角色扮演进行模拟操作练习。一轮练习结束后，组员交换角色再次练习。				
实践心得体会					
反思与改进					
教师评价					

技能 13
老年社区工作服务（ZL-13）

【技能目标】

知识目标

（1）掌握老年社区工作的概念。

（2）掌握老年社区工作的模式。

（3）掌握老年社区工作的方法。

能力目标

（1）能够根据需求评估选择合适的社区工作模式。

（2）能够按照社区工作方法开展老年社区工作。

素质目标

（1）能够客观分析社区现状和需求。

（2）策划老年社区工作时要有问题意识。

（3）具备团队互助、协作创新、爱岗敬业、奋发向上的精神。

（4）具备实事求是、严谨务实、精益求精的工作态度。

【相关知识】

一、基本概念

1. 老年社区工作

老年社区工作是指社会工作者在社会工作伦理价值的指导下，以社区中的老年人为工作对象，发动和组织社区内老年居民参与集体行动，发现并确定老年人在社区中的问题，动员社区资源预防或解决老年人的问题，增强老年人的社区参与积极性，改善老年人与社区的关系，培养老年人的自助、互助与自觉精神，建立老年人对社区的归属感，提高老年人的社会福利水平和晚年生活质量。

2. 社区发展模式

老年社区工作中的社区发展模式就是强调发动社区内各种老年组织、老年人及其他社区居民的广泛参与，界定社区老年人的需求，采取集体行动解决社区内老年人的问题，促进社区内各年龄群体成员的自助和互助，增强其社区归属感。

3. 社区组织模式

社区各种老年组织的成立与维持是老年社区工作的一项重要内容。自助团体是较为常见且较受欢迎的社区居民组织，具有为老年人提供信息、提供服务、提供社会及心理支持，以及分享问题的解决方法等方面的功能，如针对老年丧偶者的自助团体、特定疾病的支持自助团体、家务自助团体等。

4. 社区教育模式

老年社区教育的目标是促进老年人的社会调适，培养老年人的生活情趣。老年社区教育的内容包括老年人的基本教育、老年人专业知识教育、老年人的健康保健教育、老年人的休闲生活教育、老年人的生活伦理教育。

二、方法

1. 需求分析

开展老年社区工作时，首先要梳理老年人的需求，了解老年人的基本情况，对老年人面临的问题进行描述和界定，明确问题的范围、起源和动力。需求分为规范性需求、感觉性需求、表达性需求和比较性需求。

2. 动力分析

完成需求分析后，需要找出活跃的老年人、团体、组织和机构，分析他们的目标、组织结构、信念和期望、资源及权力来源等特征，获得对其行动取向和动机的把握。

3. 接触社区老年人

可以采用正式或非正式方式接触社区老年人，如一对一或集体、谈话、访问、电话交流等。接触前要做好充分的准备，并预约访问时间；接触时穿着得体，主动介绍自己，展开话题，争取与老年人建立信任关系，引起其谈话兴趣。

4. 建立专业关系

社区工作者通过开展全区性活动、大众化活动、宣传咨询活动、介入社区事件、家庭访问、利用社区媒介开展宣传动员等方式介入社区，与相关组织建立联系，与老年人积极沟通，个别化对待老年人，与其建立良好的专业关系。

5. 制订服务计划

制订服务计划的步骤是：掌握基本目标，研究老年人的特点、需求、兴趣；配合服务机构的宗旨、赞助团体的期望；评估自身的资源和可以动员的其他资源；制订初步计划；

评估计划可行性；制订详细计划；评估预期困难及解决方法。

6. 老年人活动组织

老年社区工作的主要内容和任务是鼓励老年人主动参与或组织社区活动，包括组织老年人参与多样化的社交康乐宣教活动和公益活动，召开老年人会议，培养老年人领袖，培训志愿者队伍，有效连接社区资源，推动老年人的社会参与，建立老年人支持网络，提高老年人的生活品质。

7. 评估

老年社区工作评估包括过程评估、结果评估和效益评估。评估过程为：确定目标，建立量度准则，选择适当的研究设计，选择适合的资料收集方法，评估计划的有效性。

三、注意事项

（1）了解老年社区工作不同模式的特点。
（2）注重老年社区工作的需求评估，形成需求评估报告。
（3）建立专业关系时要注意个别化对待老年人。
（4）鼓励老年人参与或组织社区活动。

【技能导入】

北京市 S 社区曾被评为"首都文明社区"，其特色服务项目有志愿者服务、为老服务绿色通道、食品安全监督等，为老服务是城市居家养老服务的重要体现，该社区老年人对服务的要求越来越高。

【技能分析】

一、需求评估

通过对 S 社区 52 位老年人进行问卷调查，在一定程度上了解了 S 社区居家养老老年人的精神慰藉需求的整体状况。

首先，从老年人的个人基本情况来看，该社区老年人整体生活状况较好，物质生活丰富。身体状况欠佳、收入偏低的老年人占据很少部分，且 S 社区在为老服务方面的建设比较完善。不过，在看到整体状况良好的同时，更要注重个别化服务，特别是对于高龄老年人、丧偶老年人、不能自理老年人、经济收入相对低的老年人来说，建立老年人个人信息档案库，为其提供更加深入、长期的服务活动显得尤为重要。此外，从整体来看，该社区老年人对生活满意度较高，这也意味着老年人对自己晚年生活质量会有更高的需求，即老年人对精神慰藉的需求迫切。

其次，从老年人的家庭支持需求来看，在居家养老的模式下，老年人对子女不能长期陪伴在自己身边表示理解，也不强求子女经常来看自己，而且绝大多数老年人认为子女对自己的关心足够，家庭关系比较融洽。不过，老年人内心深处仍然希望能与子女有更多的交流，特别是在沟通和生活习惯差异方面获得帮助，以享受天伦之乐。

再者，从老年人的社区支持需求来看，老年人日常交往的主要范围包括邻里朋友、社区工作人员和其他社会服务人员，其需求在这些交往主体中有所体现。社区活动是丰富老年人晚年生活的重要渠道，老年人在参加社区活动前后的情绪体验是截然不同的，参加社区活动有利于提升老年人的健康、积极的生活感受。大多数老年人希望参加休闲娱乐活动，同时也注重自身兴趣爱好。有些老年人或因性格独立，更愿意去发展自己的兴趣爱好，不强求其非要参加社区集体活动。还有部分老年人因身体不便，难以参加社区活动，这就需要在具体老年社区工作中，针对每位老年人不同的性格特征、身体状况等，为其提供不同的专业服务。

此外，积极参与志愿服务活动属于老年人更高层次的精神需求。部分老年人在自身身体状况、经济状况允许的情况下，愿意参与一些志愿服务活动，如便民服务、帮困助弱等。S社区的"志愿者服务"常常吸纳有志愿意愿的老年人，丰富他们的晚年生活。参与志愿服务活动的老年人，在帮助其他老年人时会更有同理心，更有预见性，更有经验，但缺乏专业性，这就需要社会工作者为老年人志愿者队伍提供一些专业支持，将专业性与经验性相结合，更好地为居家养老老年人提供服务，同时也能满足参与志愿服务活动的老年人的精神需求。

二、主要训练目标

开展老年社区工作，即在社会工作专业价值观的指导下，以社区为载体，以社区内老年人及其他社区成员为对象，运用各种专业方法，改善老年人与社区的关系，提高老年人的自助、互助能力，促进老年人的社区参与积极性，改善其生活质量。

【技能实施】

一、操作流程

老年社区工作服务的操作流程如表 4-13-1 所示，以组建社区老年志愿者队伍为例。

表 4-13-1　操作流程

环节	步骤	注意事项
完善制度	设立老年志愿者专项基金，鼓励老年志愿者队伍发展	
	健全老年志愿者服务监督体系，完善奖惩制度，提高队伍素质	

环节	步骤	注意事项
建立社区老年志愿者管理条例	建立社区老年志愿者管理办法,完善监督机制和奖惩机制	
	定期开展老年志愿者知识、技能等专业培训,提升老年志愿者的专业素质,培养高素质的老年志愿者队伍	
完善社区老年志愿者招募体系	社区公益组织通过志愿者介绍、活动推广、自媒体(如微信、微博)等方式进行志愿者招募宣传和志愿服务典型经验推广,鼓励和吸纳更多社区居民关注志愿服务活动,加入志愿者队伍	
	甄选过程中,社会工作者与资深志愿者共同合作,衡量志愿者体质、心理状况及工作能力,适当安排工作角色	
	甄选结束后,对志愿者进行短期培训	
社会工作者协助老年志愿者服务	社会工作者应引领老年志愿者自主开展志愿者活动,提高老年志愿者的自主参与性	
	社会工作者应协助老年志愿者制订团队契约、遵守规则	
	组织开展老年志愿者团队活动,培养队员的团队精神和集体意识	

二、操作注意事项

（1）根据需求评估形成评估报告和服务内容。

（2）根据服务目标设计具体服务方案。

（3）注意做好服务档案管理和服务评估工作。

【实践思考】

（1）李爷爷，83岁，年轻时经历的苦难比较多，没有读过什么书，只认识一些简单的字。结婚后，李爷爷和妻子出于各种原因没有生育子女。后来，母亲和妻子相继病逝，李爷爷从此孤苦一人。请结合本案例背景，思考如何开展针对社区孤寡老人的老年社区工作。

（2）开展老年社区工作时应注意哪些问题？

【技能工单】

技能名称	老年社区 工作服务	学时		培训对象	
学生姓名		联系电话		操作成绩	
操作设备		操作时间		操作地点	
技能目的	1. 掌握老年社区工作的内涵。 2. 能运用社区工作模式和方法开展老年社区工作。 3. 能运用多种方式开展老年社区工作的需求评估。 4. 能对老年社区工作进行过程评估和结果评估。				
技能实施 (以组建社区老年志愿者队伍为例)	完善制度	1. 2.			
	建立社区老年志愿者管理条例	1. 2.			
	完善社区老年志愿者招募体系	1. 2. 3.			
	社会工作者协助老年志愿者服务	1. 2. 3.			
教师评价					

【活页笔记】

技能名称	老年社区工作服务	姓名		学号	
实践要求	结合技能实施流程，以小组为单位开展老年社区工作服务的实践练习。要求所有组员参与讨论，合理分工，通过角色扮演进行模拟操作练习。一轮练习结束后，组员交换角色再次练习。				
实践心得体会					
反思与改进					
教师评价					

模块 5：老年膳食营养指导

【模块描述】

老年人的营养状态直接关系着他们的身体健康状况。老年人伴随着衰老进程有其特殊的营养需求。我们应结合老年人的生理特点和营养需求，给予他们合理的膳食营养指导。既要保证营养素全面，又要合理、科学搭配，还要注意饮食习惯的养成，这样才能维护和促进老年人群健康，减少家庭和社会的照护负担，维持社会稳定。

【学习目标】

掌握

（1）身体质量指数的计算公式和评价标准。

（2）营养状况的测量指标和方法。

（3）膳食宝塔的内容及应用原则。

（4）食谱编制的步骤和方法。

（5）健康教育的内涵和行为改变理论。

（6）健康传播的技巧。

熟悉

（1）营养状态评估的内涵。

（2）膳食指南、膳食宝塔的内涵。

（3）合理营养、平衡膳食的内涵。

（4）食谱编制的内涵。

（5）健康教育、健康促进的内涵。

技能 14
开展营养状态评估（ZL-14）

【技能目标】

知识目标

（1）掌握身体质量指数的计算公式和评价标准。

（2）掌握测量指标和方法。

（3）熟悉营养状态、营养不良、营养不良风险的内涵。

能力目标

（1）能够对老年人进行体格测量和营养状态评估。

（2）能够运用老年人营养不良风险评估表进行评估。

素质目标

（1）能够与老年人进行良好的沟通交流。

（2）具备细心、耐心和关爱之心，有良好的合作意识。

（3）具备严谨细致的职业素养。

【相关知识】

一、基本概念

1. 营养状态

营养状态与食物的摄入、消化、吸收及代谢等因素有关，可以作为鉴定健康和疾病程度的标准之一。营养过度可引起肥胖，营养不良可引起消瘦。营养状态应根据皮肤、毛发、皮下脂肪、肌肉等情况，结合年龄、身高和体重进行综合判断。

2. 营养不良

营养不良是指能量、蛋白质及其他营养素摄入不足或过剩造成的组织、形体和功能改变。

3. 营养不良风险

营养不良风险是指现有的或潜在的因素导致营养不良结果的概率及其强度。

4. 身体质量指数

身体质量指数(body mass index, BMI)是评价 18 岁以上成年人群营养状态的常用指标，不仅能敏感地反映体形胖瘦程度，还与皮褶厚度、上臂围等营养状态指标有较高的相关性。

计算公式：身体质量指数 (kg/m^2)= 体重 (kg)/[身高 $(m)]^2$。

二、测量工具

标准的测量工具包括人体测高仪（圆杆直角规和圆杆弯角规）、体重计、身高体重测量仪和软尺。

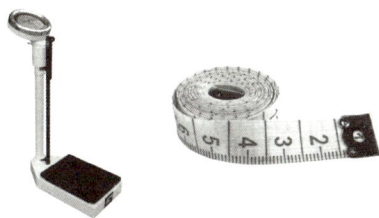

（1）身高体重测量仪　　　（2）软尺

图 5-14-1　测量工具

三、测量指标及方法

测量指标及方法参照 2023 年 5 月 23 日发布的国家标准《用于技术设计的人体测量基础项目》（GB/T 5703—2023）。

1. 身高

说明：身高是指地面到头顶点的垂直距离，如图 5-14-2 所示。

测量方法：被测者足跟并拢，身体挺直站立，头以法兰克福平面定位。

测量仪器：人体测高仪或身高体重测量仪。

2. 体重

说明：体重是指身体重量。

测量方法：被测者站立在体重计上。

测量仪器：体重计或身高体重测量仪。

3. 腰围

说明：腰围是指最下肋骨与上髂嵴中间处的躯干水平围长，如图 5-14-3 所示。

测量方法：被测者双足并拢，挺直站立，腹肌要放松。

测量仪器：软尺。

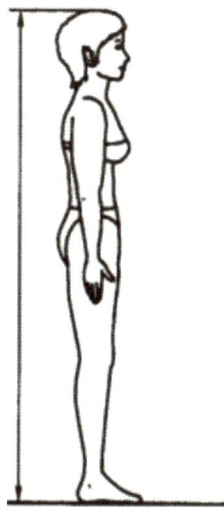

图 5-14-2　身高测量

4.小腿围

说明：小腿围是指小腿肚的最大围长，如图 5-14-3 所示。

测量方法：被测者站立，用软尺水平地绕过健侧小腿肚测得最大围长。

测量仪器：软尺。

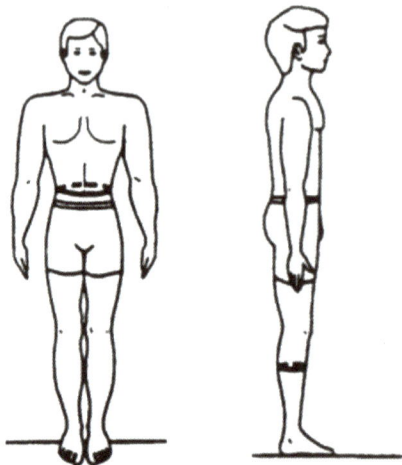

图 5-14-3　腰围、小腿围测量

四、评估内容及结果判定

评估参照国家卫生行业标准《老年人营养不良风险评估》（WS/T 552—2017）。

1.评估内容

评估内容包括 3 个部分。

（1）基本情况：姓名、性别、年龄、身高、体重、身体质量指数。

（2）初筛（0~14 分）。

（3）评估（0~17 分）。

若初筛总分 ≥ 12 分，无需评估；若初筛总分 < 12 分，则继续进行评估，两项得分相加为最后总分。

2.结果判定

（1）若初筛总分 ≥ 12 分，提示无营养不良风险，无需评估。

（2）若初筛总分 < 12 分，提示有营养不良风险，继续评估。

（3）若营养不良风险评估总分（初筛＋评估）≥ 24 分，表示营养状态良好。

（4）若营养不良风险评估总分（初筛＋评估）< 24 分，当 BMI ≥ 24（或男性腰围 ≥ 90 cm，女性腰围 ≥ 80 cm）时，提示可能是肥胖 / 超重型营养不良，或有营养不良风险。

（5）若营养不良风险评估总分（初筛＋评估）为 17~24 分（不含 17 分和 24 分），

表示有营养不良风险。

（6）若营养不良风险评估总分（初筛＋评估）≤ 17 分，表示有营养不良。

（7）年龄超过 70 岁者，总分加 1 分。

五、老年人营养不良风险评估表

老年人营养不良风险评估表如表 5-14-1 所示。

表 5-14-1　老年人营养不良风险评估表

基本情况				
姓名		年龄（岁）	性别	
身高（m）		体重（kg）	BMI（kg/m²）	
初筛				
	0 分	1 分	2 分	3 分
1. BMI（kg/m²）	BMI < 19 或 BMI > 28	19 ≤ BMI < 21 或 26 < BMI ≤ 28	21 ≤ BMI < 23 或 24 < BMI ≤ 26	23 ≤ BMI ≤ 24
2. 近 3 个月体重变化（kg）	减少 > 3 或增加 > 3	不知道	1 ≤ 减少 ≤ 3 或 1 ≤ 增加 ≤ 3	0 < 减少 < 1 或 0 < 增加 < 1
3. 活动能力	卧床	需要依赖工具活动	独立户外活动	—
4. 牙齿状况	全口 / 半口缺	用义齿	正常	—
5. 神经精神疾病	严重认知障碍或抑郁	轻度认知障碍或抑郁	无认知障碍或抑郁	—
6. 近 3 个月饮食量变化	严重增加或减少	轻度增加或减少	无变化	—

注：总分 14 分，< 12 分提示有营养不良风险，继续以下评估；≥ 12 分提示无营养不良风险，无需以下评估。

评估				
	0 分	0.5 分	1 分	2 分
7. 患慢性病数 > 3 种	是	—	否	—
8. 服药时间在 1 个月以上的药物种类 > 3 种	是	—	否	—
9. 是否独居	是	—	否	—
10. 睡眠时间（小时 / 天）	< 5	—	≥ 5	—
11. 户外独立活动时间（小时 / 天）	< 1	—	≥ 1	—

	0 分	0.5 分	1 分	2 分
12. 文化程度	小学及以下	—	中学及以上	—
13. 自我感觉经济状况	差	一般	良好	—
14. 进食能力	依靠别人	—	自行进食稍有困难	自行进食
15. 一天餐次	1 次	—	2 次	3 次以上
16. 每天摄入奶类；每天摄入豆制品；每天摄入鱼/肉/禽/蛋类	0~1 项	2 项	3 项	—
17. 每天烹调油摄入量（g）	> 25	—	≤ 25	—
18. 是否每天吃蔬菜水果 500 g 或以上	否	—	是	—
19. 小腿围（cm）	< 31	—	≥ 31	—
20. 腰围（cm） 男	> 90	—	≤ 90	—
20. 腰围（cm） 女	> 80	—	≤ 80	—
小腿围（cm）		腰围（cm）		
注：年龄超过 70 岁者，总分加 1 分。年龄调整增加的分值：年龄 < 70 岁，0 分；年龄 ≥ 70 岁，1 分。				

初筛分数（小计满 14 分）：
评估分数（小计满 17 分）：
量表总分（满分 31 分）：

执 行 者：_____
评估对象：_____
日　　期：_____

六、注意事项

（1）评估前要向评估对象简要介绍评估目的和内容，获得其书面知情同意。

（2）评估时注意筛查的程序、方法、评分内容、标准和结果判定。

【技能导入】

张奶奶，73 岁，活动能力尚可，20 年前被诊断为高血压病。体重 45 kg，身高 160 cm，BMI 17.6 kg/m²。主诉近 1 个月体重下降 3 kg，恶心，食欲差，感觉自己记忆力不如从前，有时话到嘴边想不起来，有时怕忘记重要的事情只能提前记到日记本上，但有时日记本又不知道丢到哪里去了，心情很不愉快。

【技能分析】

一、营养状态评估意义

老年人群是营养不良的高危人群，尤其是患有慢性疾病的老年人。营养不良的老年患者往往预后不良，应通过营养状态评估，为其制订个性化营养支持方案，维持或改善营养状态，降低患者死亡率，缩短住院时间，改善预后，预防失能，避免生活质量下降。

二、营养不良筛查与评估

根据张奶奶的基本情况和主诉状况，进行初筛与评估。

【技能实施】

一、操作流程

开展营养状态评估的操作流程如表 5-14-2 所示。

表 5-14-2　操作流程

环节	步骤	注意事项
准备	物品准备：测量工具、老年人营养不良风险评估表等	
	环境准备：安静、舒适的环境	
	人员准备：具有评估能力的评估员	老年人需要保持情绪稳定，可由家属或照护者陪同
操作流程	（1）成员介绍：工作人员进行自我介绍	
	（2）活动介绍：介绍评估的内容和目的，获得老年人的书面知情同意	
	（3）询问老年人的基本情况并记录：姓名、年龄、身高、体重	
	（4）初筛：BMI、近 3 个月体重变化、活动能力、牙齿状况、神经精神疾病、近 3 个月饮食量变化	在评估牙齿状况时，牙齿有缺失但又未安装义齿的记为全口／半口缺
	（5）评估：疾病情况、睡眠时间、饮食状况、自我感觉、体格测量、户外独立活动时间等	在计算睡眠时间时，要将午睡时间一并计算在内；户外独立活动是指不借助辅助工具的户外活动，依靠拐杖、轮椅或借助他人搀扶等不计入其中
整理用物	评估人员整理物品并洗手，做好记录	
评估	参照评定标准进行评估	

二、操作注意事项

（1）操作前应熟悉测量方法、筛查程序、评估内容。

（2）操作前应与老年人及其家属进行有效的沟通交流，取得其配合。

（3）若评估过程中老年人情绪不好，不可强行继续，应停止评估活动，先安抚老年人的情绪，取得其配合。

（4）测量腰围和小腿围时，要注意鉴别腹水和四肢水肿的情况，以免错筛。

【实践思考】

（1）评估过程中，若老年人出现焦虑，不予配合，你应当如何处理？

（2）对老年人进行营养状态评估是干预的第一步，也是非常重要的一步。对老年人进行最后的营养状态判断，除了上述评估表，还需要结合哪些内容？

【技能工单】

技能名称	开展营养状态评估	学时		培训对象	
学生姓名		联系电话		操作成绩	
操作设备		操作时间		操作地点	
技能目的	1. 掌握营养状态、营养不良的内涵。 2. 能对老年人进行体格测量。 3. 能对老年人进行营养状态评估。 4. 能与老年人进行有效的沟通交流。 5. 能与医护人员、社会工作者形成良好的合作关系。				
技能实施	准备	1. 2. 3.			
	操作流程	1. 2. 3. 4. 5.			
	整理用物	1. 2.			
	评估				
教师评价					

【活页笔记】

技能名称	开展营养状态评估	姓名		学号	
实践要求	结合技能实施流程，开展实践练习。3人一组进行营养状态评估的模拟操作。组员分别扮演老年人、老年人家属及营养状态评估工作人员，完成练习。一轮练习结束后，组员交换角色再次练习。				
实践心得体会					
反思与改进					
教师评价					

技能 15
科学搭配三餐——膳食宝塔及膳食指南的运用（ZL-15）

【技能目标】

知识目标

（1）掌握膳食宝塔各层所包含的内容。

（2）掌握膳食宝塔的应用原则。

（3）熟悉膳食指南、膳食宝塔的内涵。

能力目标

（1）能够运用膳食指南科学搭配三餐。

（2）能够灵活运用膳食宝塔指导老年人合理膳食、均衡营养。

素质目标

（1）能够做到以人为本、因地制宜。

（2）能够与老年人保持良好的沟通交流。

（3）具备团队合作精神。

【相关知识】

一、基本概念

1. 膳食指南

《中国居民膳食指南（2022）》，简称"膳食指南"，是营养工作者根据营养学原理提出的一组以食物为基础的建议性陈述，以指导人们合理选择与搭配食物，倡导平衡膳食、合理营养，以期减少与膳食有关的疾病，促进人体健康。

2. 膳食宝塔

中国居民平衡膳食宝塔，简称"膳食宝塔"，是基于《中国居民膳食指南（2022）》，结合中国居民的膳食结构特点设计的，将平衡膳食的原则转化成各类食物的需要量，以直观的"宝塔"形式表现出来，便于大众理解并在日常生活中实行。

二、膳食指南的核心内容

《中国居民膳食指南（2022）》包括一般人群膳食指南（2~65岁健康人群）、特定人群膳食指南（孕妇、乳母、婴幼儿、儿童、老年人、素食人群）。

（一）一般人群膳食指南的核心内容

1. 食物多样，合理搭配

坚持谷类为主的平衡膳食模式。每天的膳食应包括谷薯类、蔬菜、水果、畜禽鱼蛋奶和豆类食物。平均每天摄入12种食物，每周25种以上，合理搭配。每天摄入谷类食物200~300 g，其中包含全谷物和杂豆类50~150 g，薯类50~100 g。

2. 吃动平衡，健康体重

各年龄段人群都应天天进行身体活动，保持健康体重。食不过量，保持能量平衡。坚持日常身体活动，每周至少进行5天中等强度身体活动，累计150分钟以上；主动身体活动最好每天6000步。鼓励适当进行高强度有氧运动，加强抗阻运动，每周2~3天。减少久坐时间，每小时起来动一动。

3. 多吃蔬果、奶类、全谷、大豆

蔬菜、水果、全谷物和奶制品是平衡膳食的重要组成部分。餐餐有蔬菜，保证每天摄入不少于300 g的新鲜蔬菜，深色蔬菜应占1/2。天天吃水果，保证每天摄入200~350 g的新鲜水果，果汁不能代替鲜果。吃各种各样的奶制品，摄入量相当于每天300 mL以上液态奶。经常吃全谷物、大豆制品，适量吃坚果。

4. 适量吃鱼、禽、蛋、瘦肉

鱼、禽、蛋类和瘦肉摄入要适量，平均每天120~200 g。每周最好吃鱼2次或300~500 g，蛋类300~350 g，畜禽肉300~500 g。少吃深加工肉制品。鸡蛋营养丰富，吃鸡蛋不弃蛋黄。优先选择鱼，少吃肥肉、烟熏和腌制肉制品。

5. 少盐少油，控糖限酒

培养清淡饮食习惯，少吃高盐和油炸食品。成年人每天摄入食盐不超过5 g，烹调油25~30 g。控制添加糖的摄入量，每天不超过50 g，最好控制在25 g以下。反式脂肪酸每天摄入量不超过2 g。不喝或少喝含糖饮料。儿童青少年、孕妇、乳母以及慢性病患者不应饮酒。成年人如饮酒，一天饮用的酒精量不超过15 g。

6. 规律进餐，足量饮水

合理安排一日三餐，定时定量，不漏餐，每天吃早餐。规律进餐，饮食适度，不暴饮暴食，不偏食挑食，不过度节食。足量饮水，少量多次。在温和气候条件下，低身体活动水平成年男性每天喝水1700 mL，成年女性每天喝水1500 mL。推荐喝白水或茶水，少喝

或不喝含糖饮料，不用饮料代替白水。

7. 会烹会选，会看标签

在生命的各个阶段都应做好健康膳食规划。认识食物，选择新鲜的、营养素密度高的食物。学会阅读食品标签，合理选择预包装食品。学习烹饪，传承传统饮食，享受食物天然美味。在外就餐，不忘适量与平衡。

8. 公筷分餐，杜绝浪费

选择新鲜卫生的食物，不食用野生动物。食物制备生熟分开，熟食二次加热要热透。讲究卫生，从分餐公筷做起。珍惜食物，按需备餐，提倡分餐不浪费。做可持续食物系统发展的践行者。

（二）老年人膳食指南的核心内容

基于《中国居民膳食指南（2022）》平衡膳食八准则，《中国老年人膳食指南（2022）》针对65岁以上的老年人，还提出4条核心推荐。

（1）食物品种丰富，动物性食物充足，常吃大豆制品。

（2）鼓励共同进餐，保持良好食欲，享受食物美味。

（3）积极户外活动，延缓肌肉衰减，保持适宜体重。

（4）定期健康体检，测评营养状态，预防营养缺乏。

三、膳食宝塔

膳食宝塔一共分为5层，如图5-15-1所示。

第1层是谷薯类。谷薯类食物包括全谷物和杂豆、薯类两大类。我们一天应该摄入50~150 g全谷物和杂豆，50~100 g薯类。全谷物包括大米、小米、玉米等，杂豆包括赤豆、芸豆、绿豆等，薯类包括红薯、马铃薯等，多种谷类掺着吃比单吃一种好。

第2层是果蔬类。我们一天应该摄入300~500 g蔬菜（深绿色蔬菜应该达到1/2），200~350 g水果（果汁不能代替水果）。市面上蔬菜和水果种类丰富，我们可以按季节去采购新鲜的时令果蔬。

第3层是动物性食物。肉类包含畜肉、禽肉及内脏，需要量是按生鲜清洗后的重量来计算的。一天中不应该吃过多的肉类，而且应该注意少吃肥肉、烟熏、腌制肉制品。蛋类含胆固醇相当高，一般每天不超过1个为好，主要补充蛋白质。在无大体力活动的日常生活中，推荐每天鱼、蛋、禽、肉摄入量共计120~200 g。

第4层是奶及奶制品、大豆及坚果类。建议每天饮用奶制品300~500 g。有些人饮奶后会出现不同程度的胃肠道不适，可改为饮用酸奶或其他奶制品。大豆及坚果类包括许多品种，可根据日常需要食用大豆40 g或豆腐80 g等，主要补充蛋白质和少量脂肪。

第5层是盐和油。成人的推荐摄入量为每天盐不超过5 g，油25~30 g。酒精和糖不是膳食组成的基本食物，添加糖的摄入量每天不超过50 g，最好控制在25 g以下。儿童、少年、孕妇、哺乳期妈妈不应饮酒，男性饮酒量每天不超过25 g，女性饮酒量每天不超过15 g。

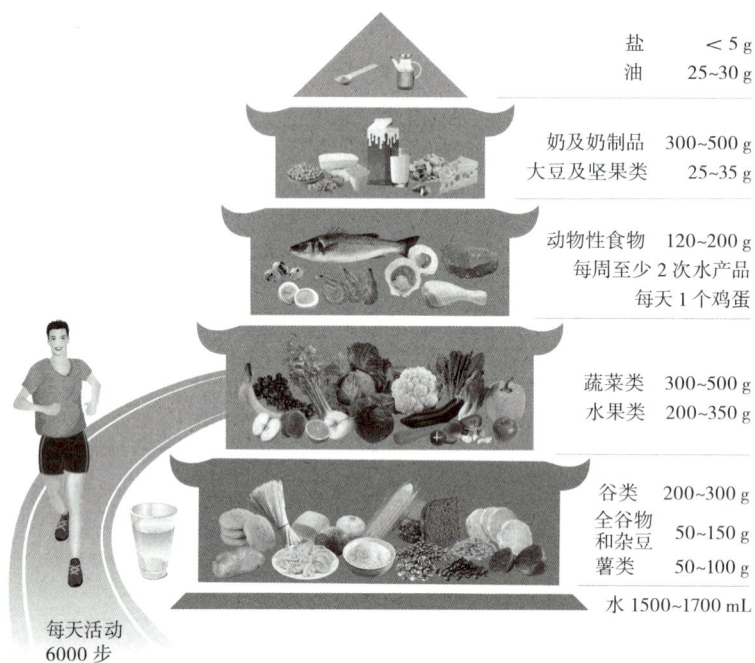

盐	< 5 g
油	25~30 g
奶及奶制品	300~500 g
大豆及坚果类	25~35 g
动物性食物	120~200 g
每周至少2次水产品	
每天1个鸡蛋	
蔬菜类	300~500 g
水果类	200~350 g
谷类	200~300 g
全谷物和杂豆	50~150 g
薯类	50~100 g
水	1500~1700 mL
每天活动6000步	

图片来源：中国营养学会官网

图 5-15-1　膳食宝塔

四、注意事项

（1）运用膳食宝塔来科学搭配三餐时，应先根据个体具体状况确定能量摄入水平和食物需要量。

（2）科学搭配三餐时，做到食物同类互换，调配出丰富多样的膳食。

（3）科学搭配三餐应注意三餐的能量分配。

（4）科学搭配三餐应因地制宜，充分利用当地资源。

【技能导入】

张奶奶，67岁。血压、血脂、血糖均属于正常水平。能量摄入量为1800 kcal/d。请你运用膳食指南和膳食宝塔，指导张奶奶科学合理地搭配一日三餐。

【技能分析】

张奶奶，67岁，属于特殊的群体——老年人群。张奶奶无三高，属于一般老年人群。

指导其科学合理地搭配一日三餐时，既要遵循一般人群的膳食准则，又要遵循一般老年人群的膳食指导，还要按照其能量摄入水平来确定食物需要量。

【技能实施】

一、操作流程

科学搭配三餐的操作流程如表 5-15-1 所示。

表 5-15-1　操作流程

环节	步骤	注意事项
准备	物品准备：《中国居民膳食指南（2022）》《中国老年人膳食指南（2022）》和中国居民平衡膳食宝塔等	
	环境准备：安静、舒适的环境	
	人员准备：具备营养配餐能力的照护员	
操作流程	（1）工作人员自我介绍	
	（2）与老年人沟通，了解其基本情况、饮食喜好	
	（3）讲解和说明膳食指南	
	（4）讲解和说明膳食宝塔	
	（5）确定老年人的能量摄入水平	
	（6）确定食物品种	
	（7）确定各类食物的需要量	
	（8）科学合理地安排一日膳食	
	（9）根据老年人的实际情况调整一日膳食安排	
整理用物	工作人员整理物品	

二、任务解析

工作人员先主动自我介绍，与张奶奶进行简单的沟通交流，询问张奶奶平时的饮食习惯和膳食喜好，然后给张奶奶讲解膳食指南、膳食宝塔。

指导张奶奶科学安排三餐，需要参照能量摄入水平建议的食物摄入量确定各类食物的需要量。对照表 5-15-2 查出 1800 kcal 能量水平对应的食物需要量。

表 5-15-2　能量水平对应的食物需要量 (g/d)

能量水平	6700 kJ (1600 kcal)	7550 kJ (1800 kcal)	8350 kJ (2000 kcal)	9200 kJ (2200 kcal)	10050 kJ (2400 kcal)	10900 kJ (2600 kcal)
谷类	200	225	250	275	300	300
薯类	50	60	70	80	90	100
大豆类	25	25	30	30	35	35
蔬菜类	300	300	350	400	450	500
水果类	200	200	300	300	350	350
肉类	50	50	50	75	75	75
奶类	300	300	400	400	500	500
蛋类	25	25	25	50	50	50
鱼虾类	50	50	75	75	75	100
食用油	20	25	25	25	30	30
食盐	5	5	5	5	5	5

如果每天需要摄入 1800 kcal 的能量，对应的食物需要量为谷类 225 g，薯类 60 g，大豆类 25 g，蔬菜类 300 g，水果类 200 g，肉类 50 g，奶类 300 g，蛋类 25 g，鱼虾类 50 g，食用油 25 g，盐 5 g。

谷薯类：建议早餐 1 片全麦吐司（25 g），半个蒸红薯（60 g）；午餐 1 碗大米饭（100 g）；晚餐 1 碗面条（100 g）。

大豆类：建议在下午点心时间加 1 份花生（25 g）。

蔬菜类：建议早餐 1 份水煮西蓝花（50 g）；午餐 1 份茄子（150 g），可以红烧，再加 1 份平菇（50 g），做蘑菇汤；晚餐 1 份小青菜（50 g）。

水果类：水果可以安排在早餐或午餐后，根据张奶奶的喜好，选择当季水果 1~2 种。建议张奶奶选择 1 个桃子（200 g），在早上 10 点左右摄入。

动物性食物：动物性食物尽量选择鱼虾类，保证每天都有蛋类摄入。建议早餐 1 个鸡蛋；午餐 1 份清蒸鱼（50 g）；晚餐 1 份的猪肉（50 g），可以搭配面条和小青菜做青菜肉丝面。

奶类：建议早餐 1 杯鲜奶（200 mL）；在下午点心时间加 1 杯酸奶（100 mL）。

科学安排一日膳食后，可进行食物同类互换，调配出丰富多样的膳食。

【实践思考】

（1）科学搭配三餐时，依据膳食指南的指导性原则，如何进行食物的选择？

（2）科学搭配三餐时，如何进行食物同类互换，调配出丰富多样的膳食？

【技能工单】

技能名称	科学搭配三餐——膳食宝塔及膳食指南的运用	学时		培训对象	
学生姓名		联系电话		操作成绩	
操作设备		操作时间		操作地点	
技能目的	1. 理解膳食指南、膳食宝塔的内涵。 2. 掌握膳食指南的内容。 3. 掌握膳食宝塔的应用原则。 4. 能运用膳食指南科学搭配三餐。 5. 能灵活运用膳食宝塔指导老年人合理膳食。 6. 能与老年人进行有效的沟通交流。 7. 能与医护人员、社会工作者形成良好的合作关系。				
技能实施	准备	1. 2. 3.			
	操作流程	1. 2. 3. 4. 5. 6. 7. 8. 9.			
	整理用物				
教师评价					

【活页笔记】

技能名称	科学搭配三餐——膳食宝塔及膳食指南的运用	姓名		学号	
实践要求	结合技能实施流程，开展实践练习。2人一组进行科学搭配三餐的模拟操作。组员分别扮演老年人和工作人员，练习基于膳食宝塔及膳食指南的健康指导和三餐搭配。一轮练习结束后，组员交换角色再次练习。				
实践心得体会					
反思与改进					
教师评价					

技能 16
科学编制健康食谱——营养成分计算法的运用（ZL-16）

【技能目标】

知识目标

（1）掌握营养成分计算法编制食谱的步骤。

（2）熟悉食谱、合理营养、平衡膳食的内涵。

能力目标

（1）能够运用营养成分计算法为老年人科学编制健康食谱。

（2）能够根据老年人的生理特点和膳食习惯科学合理地安排膳食。

素质目标

（1）能够以人为本，关注老年人的营养需求和膳食习惯。

（2）能够与老年人进行良好的沟通交流。

（3）具备严谨细致的职业素养。

【相关知识】

一、基本概念

1. 食谱

完整的食谱包括主食、副食的名称，所用原料的品种、数量、烹调方法，以及营养素标准、膳食制度等，以表格形式呈现。

2. 合理营养

合理营养就是合理地掌握膳食中各种食物的数量、质量、比例搭配及卫生要求，并通过合理的烹饪加工，有效地保存食物中的营养素，改进食物的感官性状，使之适应人体的消化机能和感官需要。

3. 平衡膳食

平衡膳食是指膳食中热能和各种营养素种类齐全，含量充足，比例适当，膳食供给的营养素与机体的需要保持平衡，膳食结构合理，既要满足机体的生理需要，又要避免膳食构成比例失调和某些营养素过量而引起机体不必要的负担与代谢紊乱。

二、编制食谱的基本数值与常规默认值

（1）能量系数（产热值）：碳水化合物 4 kcal/g，脂肪 9 kcal/g，蛋白质 4 kcal/g。

（2）能量分配：碳水化合物 50%~65%、脂肪 20%~30%、蛋白质 10%~15%。

（3）三餐能量分配：早餐 30%，中餐 40%，晚餐 30%。

（4）奶制品摄入量：200~300 mL(g)/d。

（5）油脂用量：25 g/d。

（6）鸡蛋：1 个，即 50 g/d。

（7）蔬菜摄入量：400~500 g/d。

（8）水果摄入量：200~400 g/d。

三、营养成分计算法编制食谱的步骤

（1）确定全日能量需要量。

（2）计算产能营养素全日应提供能量。

（3）计算产能营养素每日需要量。

（4）计算产能营养素每餐需要量。

（5）确定主食、副食的品种和数量。

①计算主食的蛋白质含量。

②用应摄入的蛋白质量减去主食的蛋白质含量，即为副食应提供的蛋白质量。

③设定副食中蛋白质的 2/3 由动物性食物供给，1/3 由豆制品供给，据此可以求出各自的蛋白质供给量。

④查表并计算各类动物性食物及豆制品的供给量。

（6）确定蔬菜的品种和数量。蔬菜的品种和数量可根据当季蔬菜供应情况，以及与动物性食物、豆制品的搭配需求来确定。

（7）确定纯能量食物的品种和数量。

（8）评价并调整食谱。

四、注意事项

（1）编制食谱时要注意老年人群的营养素需求特点和膳食制作特点。

（2）编制食谱时要注意编制对象的饮食爱好和饮食习惯。

【技能导入】

林爷爷，74 岁，身高 168 cm，体重 65 kg，精神状态良好，无糖尿病史，无高血压、

高血脂、糖尿病等慢性疾病。目前，林爷爷退休在家，主要从事一些日常的家务劳动。

【技能分析】

能量及营养素的需求可参照国家卫生行业标准《中国居民膳食营养素参考摄入量 第1部分：宏量营养素》（WS/T 578.1—2017）。林爷爷主要从事日常的家务劳动，体力活动水平为轻体力活动水平。

【技能实施】

一、操作流程

营养成分计算法编制健康食谱的操作流程如表5-16-1所示。

表5-16-1 操作流程

环节	步骤	注意事项
准备	物品准备：《中国老年人膳食指南（2022）》和计算器、笔、纸等	
	环境准备：安静、舒适的环境	
	人员准备：具备营养配餐能力的照护员	
操作流程	（1）工作人员自我介绍	
	（2）与老年人沟通，了解其基本情况、饮食喜好	
	（3）确定全日能量需要量	
	（4）确定产能营养素全日应提供能量	
	（5）确定产能营养素每日需要量	
	（6）确定产能营养素每餐需要量	
	（7）确定主食、副食的品种和数量	
	（8）确定纯能量食物的品种和数量	
	（9）评价并调整食谱	
整理用物	工作人员整理物品	

二、任务解析

1. 确定全日能量需要量

询问林爷爷的年龄、劳动强度，根据国家卫生行业标准《中国居民膳食营养素参考摄入量 第1部分：宏量营养素》（WS/T 578.1—2017），确定其全日能量需要量为1900 kcal（7.95 MJ），如表5-16-2所示。

表5-16-2　中国居民膳食能量需要量

年龄（岁）/生理状况	能量（MJ/d）						能量（kcal/d）					
	轻体力活动水平		中体力活动水平		重体力活动水平		轻体力活动水平		中体力活动水平		重体力活动水平	
	男	女	男	女	男	女	男	女	男	女	男	女
0～	—	—	0.38a	0.38a	—	—	—	—	90b	90b	—	—
0.5～	—	—	0.33a	0.33a	—	—	—	—	80b	80b	—	—
1～	—	—	3.77	3.35	—	—	—	—	900	800	—	—
2～	—	—	4.60	4.18	—	—	—	—	1100	1000	—	—
3～	—	—	5.23	5.02	—	—	—	—	1250	1200	—	—
4～	—	—	5.44	5.23	—	—	—	—	1300	1250	—	—
5～	—	—	5.86	5.44	—	—	—	—	1400	1300	—	—
6～	5.86	5.23	6.69	6.07	7.53	6.90	1400	1250	1600	1450	1800	1650
7～	6.28	5.65	7.11	6.49	7.95	7.32	1500	1350	1700	1550	1900	1750
8～	6.90	6.07	7.74	7.11	8.79	7.95	1650	1450	1850	1700	2100	1900
9～	7.32	6.49	8.37	7.53	9.41	8.37	1750	1550	2000	1800	2250	2000
10～	7.53	6.90	8.58	7.95	9.62	9.00	1800	1650	2050	1900	2300	2150
11～	8.58	7.53	9.83	8.58	10.88	9.62	2050	1800	2350	2050	2600	2300
14～	10.46	8.37	11.92	9.62	13.39	10.67	2500	2000	2850	2300	3200	2550
18～	9.41	7.53	10.88	8.79	12.55	10.04	2250	1800	2600	2100	3000	2400

50~	8.79	7.32	10.25	8.58	11.72	9.83	2100	1750	2450	2050	2800	2350
65~	8.58	7.11	9.83	8.16	—	—	2050	1700	2350	1950	—	—
80~	7.95	6.28	9.20	7.32	—	—	1900	1500	2200	1750	—	—
孕妇 （1~12 周）	—	+0.00	—	+0.00	—	+0.00	—	+0	—	+0	—	+0
孕妇 （13~27 周）	—	+1.25	—	+1.25	—	+1.25	—	+300	—	+300	—	+300
孕妇 （≥28 周）	—	+1.90	—	+1.90	—	+1.90	—	+450	—	+450	—	+450
乳母	—	+2.10	—	+2.10	—	+2.10	—	+500	—	+500	—	+500

注：（1）"—" 表示未制订。

（2）1 kcal = 4.184 kJ。

（3）a 单位为兆焦每公斤每天 [MJ/(kg·d)]；b 单位为千卡每公斤每天 [kcal/(kg·d)]。

2. 计算产能营养素全日应提供能量

根据能量分配值，若 3 种产能营养素占总能量的比例分别为蛋白质 15%、脂肪 25%、碳水化合物 60%，则 3 种产能营养素各应提供的能量如下：

蛋白质：1900×15%=285 kcal.

脂肪：1900×25%=475 kcal.

碳水化合物：1900×60%=1140 kcal.

3. 计算产能营养素每日需要量

根据 3 种产能营养素的能量系数（产热能），其每日需要量如下：

蛋白质：285÷4≈71 g.

脂肪：475÷9≈53 g.

碳水化合物：1140÷4=285 g.

4. 计算产能营养素每餐需要量

按照三餐能量分配，产能营养素每餐需要量如下：

早餐：

蛋白质：71×30%≈21 g.

脂肪：53×30%≈16 g.

碳水化合物：285×30%≈86 g.

中餐：

蛋白质：71×40%≈28 g.

脂肪：53×40%≈21 g.

碳水化合物：285×40%≈114 g.

晚餐：

蛋白质：71×30%≈21 g.

脂肪：53×30%≈16 g.

碳水化合物：285×30%≈86 g.

5. 确定主食、副食的品种和数量

（1）确定主食的品种和数量。

早餐若以小米粥和馒头为主食，可分别提供 20% 和 80% 的碳水化合物。查食物成分表得知，每 100 g 小米粥含碳水化合物 8.4 g，每 100 g 馒头含碳水化合物 44.2 g，则：

早餐小米粥需要量：86×20%÷（8.4÷100）≈205 g.

早餐馒头需要量：86×80%÷（44.2÷100）≈156 g.

（2）确定副食的品种和数量。

根据上一步的计算，查食物成分表得知，每 100 g 小米粥含蛋白质 1.4 g，每 100 g 馒头含蛋白质 6.2 g，则：

早餐小米粥所含蛋白质：205×（1.4÷100）≈3 g.

早餐馒头所含蛋白质：156×（6.2÷100）≈10 g.

早餐主食提供的蛋白质：3+10=13 g.

早餐副食提供的蛋白质：21–13=8 g.

假设蛋白质由动物性食物和豆制品供给，早餐可选择 1 个鸡蛋（50 g）和 1 份豆腐干。查食物成分表得知，每 100 g 鸡蛋（带壳）含蛋白质 13.3 g，鸡蛋可食部 88%，每 100 g 豆腐干含蛋白质 16.2 g，则：

早餐鸡蛋所含蛋白质：50×88%×（13.3÷100）≈6 g.

早餐豆腐干所含蛋白质：8–6=2 g.

早餐豆腐干需要量：2÷（16.2÷100）≈12 g.

6. 确定纯能量食物的品种和数量

前面已经确定了早餐中的主食和副食。查食物成分表得知，每 100 g 小米粥含脂肪 0.7 g，每 100 g 馒头含脂肪 1.2 g，每 100 g 鸡蛋（带壳）含脂肪 8.8 g，鸡蛋可食部 88%，每 100 g 豆腐干含脂肪 3.6 g，则：

早餐主食和副食提供的脂肪：205×（0.7÷100）+156×（1.2÷100）+50×88%×（8.8÷100）+12×（3.6÷100）≈8 g.

早餐烹调油用量为：16–8=8 g.

用同样的方法编制午餐和晚餐。

午餐应含有蛋白质 28 g，脂肪 21 g，碳水化合物 114 g。假设主食以米饭和红薯为主食，可分别提供 60% 和 40% 的碳水化合物。查食物成分表得知，每 100 g 米饭含碳水化合物 25.9 g，每 100 g 红薯含碳水化合物 24.7 g，红薯可食部为 90%，按主食的计算方法，可算得米饭和红薯的需要量分别为 263 g 和 207 g。

查食物成分表得知，每 100 g 米饭含蛋白质 2.6 g，每 100 g 红薯含蛋白质 1.1 g，红薯可食部 90%，则：

午餐主食提供的蛋白质：263×（2.6÷100）+207×90%×（1.1÷100）≈9 g.

午餐副食提供的蛋白质：28–9=19 g.

设定 2/3 蛋白质由动物性食物供给，动物性食物选择猪里脊肉，1/3 蛋白质由豆制品供给，豆制品选择豆腐。查食物成分表得知，每 100 g 猪里脊肉含蛋白质 20.2 g，每 100 g 豆腐含蛋白质 8.1 g，则：

午餐猪里脊肉需要量：19×2/3÷（20.2÷100）≈63 g.

午餐豆腐需要量：19×1/3÷（8.1÷100）≈78 g.

蔬菜摄入量 400~500 g/d，品种根据当季蔬菜供应情况以及与动物性食物、豆制品的搭配需求来确定。

按照纯能量食物摄入量的计算方法，确定午餐烹调油的用量为 13 g。

最后确定午餐为：红薯蒸米饭（米饭 263 g，红薯 207 g），青菜豆腐汤（青菜 100 g，豆腐 78 g），青椒肉丝（青椒 100 g，猪里脊肉 63 g，大豆油 13 g）。

晚餐应含有蛋白质 21 g，脂肪 16 g，碳水化合物 86 g。假设以面条为主食，提供全部的碳水化合物。查食物成分表得知，每 100 g 面条含碳水化合物 75.6 g，蛋白质 10.3 g，脂肪 0.6 g，可算出面条需要量为 114 g。面条提供的蛋白质为 12 g，则副食提供的蛋白质为 9 g。设定副食的蛋白质由牛奶提供，查食物成分表得知，每 100 g 牛奶含蛋白质 3 g，脂肪 3.2 g，可算出牛奶需要量为 300 g。

按照纯能量食物摄入量的计算方法，确定晚餐烹调油的用量为 6 g。

最后确定晚餐为：煮面条（面条 114 g、小白菜 50 g、大豆油 3 g），凉拌黄瓜（黄瓜 100 g、大豆油 3 g），牛奶 300 g。

全天的加餐可以选择水果，水果摄入量 200~400 g/d，建议选择应季新鲜水果。

最后确定的一日食谱如表 5-16-3 所示。

表 5-16-3　一日食谱

餐次	食物名称		用量	烹饪方法
早餐	小米粥		205 g	煮
	馒头		156 g	蒸
	鸡蛋		50 g	蒸
	凉拌豆腐干	豆腐干	12 g	凉拌
		大豆油	8 g	
加餐	苹果		100 g	
中餐	红薯蒸米饭	红薯	207g	蒸
		米饭	263 g	
	青椒肉丝	青椒	100g	炒
		猪里脊肉	63 g	
		大豆油	13 g	
	青菜豆腐汤	青菜	100 g	煮
		豆腐	78 g	
加餐	香蕉		100 g	
晚餐	煮面条	面条	114 g	煮
		小白菜	50 g	

餐次	食物名称		用量	烹饪方法
晚餐	煮面条	大豆油	3 g	煮
	凉拌黄瓜	黄瓜	100 g	凉拌
		大豆油	3 g	
加餐	牛奶		300 g	

三、操作注意事项

（1）编制食谱前要了解编制对象的基本情况、饮食爱好和饮食习惯。

（2）编制食谱时要以编制对象为中心，选择编制对象能接受的食物和烹饪方法。

（3）编制食谱时要考虑全面，注意食物的多样性以及食物之间的合理搭配。

（4）需要评价并调整编制的食谱，根据老年人的体重和体质变化适时更换食谱。

（5）与老年人进行良好的沟通交流，正确指导老年人进行科学膳食，养成良好的饮食习惯。

【实践思考】

（1）为老年人编制食谱时应注意哪些问题？

（2）选择一位老年人作为编制对象，运用营养成分计算法为其编制一日食谱。

【技能工单】

技能名称	科学编制健康食谱——营养成分计算法的运用	学时		培训对象	
学生姓名		联系电话		操作成绩	
操作设备		操作时间		操作地点	
技能目的	1.掌握食谱、合理营养、平衡膳食的内涵。 2.掌握老年人的营养素需求特点和膳食特点。 3.能运用营养成分计算法为老年人编制一日食谱。 4.能与老年人进行有效的沟通交流。 5.能与医护人员、社会工作者形成良好的合作关系。				
技能实施	准备	1. 2. 3.			
	操作流程	1. 2. 3. 4. 5. 6. 7. 8. 9.			
	整理用物				
教师评价					

【活页笔记】

技能名称	科学编制健康食谱——营养成分计算法的运用	姓名		学号	
实践要求	结合技能实施流程，开展实践练习。选择1位老年人作为编制对象，运用营养成分计算法为其编制一日食谱。				
实践心得体会					
反思与改进					
教师评价					

技能 17
科学编制健康食谱——食物交换份法的运用
（ZL-17）

【技能目标】

知识目标

（1）掌握食物分类。

（2）熟悉食物交换份法的内涵。

能力目标

（1）能够运用食物交换份法为老年人科学编制健康食谱。

（2）能够根据老年人的生理特点和膳食习惯科学合理地安排膳食。

素质目标

（1）能够以人为本，关注老年人的营养需求和膳食习惯。

（2）能够与老年人进行良好的沟通交流。

（3）具备严谨细致的职业素养。

【相关知识】

一、基本知识

1. 食物交换份法

食物交换份法是指将提供 90 kcal 能量的食物定义为 1 份，根据不同的热量需要，以及蛋白质、脂肪、碳水化合物的合理分配比例，计算出各类食物的交换份数和实际重量，并按每份食物等值交换选择食物。

2. 食物分类

根据《中国居民膳食指南（2022）》，按照食物所含营养素的特点可将常见食物划分为 5 类。

第 1 类：谷类及薯类。谷类包括米、面、杂粮，薯类包括马铃薯、甘薯、藕等。此类食物主要提供碳水化合物、蛋白质、膳食纤维、B 族维生素。

第 2 类：动物性食物。此类食物包括肉、禽、鱼、奶、蛋及畜禽内脏等，主要提供蛋白质、脂肪、矿物质、维生素 A 和 B 族维生素。

第 3 类：豆类及豆制品。此类食物包括大豆及其他干豆类和豆制品，主要提供蛋白质、脂肪、膳食纤维、维生素 C 和 B 族维生素。

第 4 类：蔬菜和水果类。此类食物包括鲜豆、根茎、叶菜、茄果等，主要提供膳食纤维、矿物质、维生素 C 和胡萝卜素。

第 5 类：纯能量食物。此类食物包括动植物油、淀粉、食用糖和酒类，主要提供能量。植物油还可提供维生素 E 和必需脂肪酸。

3. 各类食物的食物交换份表

食物交换份法中，各类食物的能量等值交换份如表 5-17-1—表 5-17-7 所示。

表 5-17-1　谷薯类食物的能量等值交换份表

食物名称	重量（g）	食物名称	重量（g）
大米、小米、糯米、薏米	25	干粉条、干莲子	25
高粱米、玉米渣	25	油条、油饼、苏打饼干	25
面粉、米粉、玉米面	25	烧饼、烙饼、馒头	35
混合面	25	咸面包、窝窝头	35
燕麦片、莜面	25	生面条、魔芋面条	35
荞麦面、苦荞面	25	马铃薯	100
挂面、龙须面	25	湿粉皮	150
通心粉	25	鲜玉米	200
绿豆、红豆、芸豆、干豌豆	25		

注：每份食物提供蛋白质 2 g，碳水化合物 20 g，能量 90 kcal。

表 5-17-2　蔬菜类食物的能量等值交换份表

食物名称	重量（g）	食物名称	重量（g）
大白菜、圆白菜、菠菜、油菜	500	白萝卜、青椒、茭白、冬笋	400
韭菜、茴香、茼蒿	500	南瓜、菜花	350
芹菜、苤蓝、莴苣笋、油菜苔	500	扁豆、洋葱、蒜苗	250
西葫芦、西红柿、冬瓜、苦瓜	500	胡萝卜	200

食物名称	重量（g）	食物名称	重量（g）
黄瓜、茄子、丝瓜	500	山药、荸荠、藕、凉薯	150
芥蓝菜、瓢菜	500	慈姑、百合、芋头	100
蕹菜、苋菜、龙须菜	500	毛豆、鲜豌豆	70
绿豆芽、鲜蘑、水浸海带	500		

注：每份食物提供蛋白质 5 g，碳水化合物 17 g，能量 90 kcal。根茎类一律以净食部计算。

表 5-17-3　水果类食物的能量等值交换份表

食物名称	重量（g）	食物名称	重量（g）
柿子、香蕉、鲜荔枝	150	李子、杏	200
梨、桃、苹果	200	葡萄	200
橘子、橙子、柚子	200	草莓	300
猕猴桃	200	西瓜	500

注：每份食物提供蛋白质 1 g，碳水化合物 21 g，能量 90 kcal。

表 5-17-4　动物性食物的能量等值交换份表

食物名称	重量（g）	食物名称	重量（g）
热火腿、香肠	20	鸡蛋（1 个，带壳）	60
五花肉	25	鸭蛋、松花蛋（1 个，带壳）	60
熟叉烧肉（无糖）、午餐肉	35	鹌鹑蛋（6 个，带壳）	60
熟酱牛肉、熟酱鸭、大肉肠	35	鸡蛋清	150
瘦猪、牛、羊肉	50	带鱼	80
带骨排骨	50	草鱼、鲤鱼、甲鱼、比目鱼	80
鸭肉	50	大黄鱼、黑鲢、鲫鱼	80
鹅肉	50	对虾、青虾、鲜贝	80
兔肉	100	蟹肉、水发鱿鱼	100
鸡蛋粉	15	水发海参	350

注：每份食物提供蛋白质 9 g，脂肪 6 g，能量 90 kcal。除了蛋类以市品重量计算，其余一律以净食部计算。

表 5-17-5 大豆类食物的能量等值交换份表

食物名称	重量（g）	食物名称	重量（g）
腐竹	20	北豆腐	100
大豆	25	南豆腐	150
大豆粉	25	豆浆	400
豆腐丝、豆腐干、油豆腐	50		

注：每份食物提供蛋白质 9 g，脂肪 4 g，碳水化合物 4 g，能量 90 kcal。

表 5-17-6 奶类食物的能量等值交换份表

食物名称	重量（g）	食物名称	重量（g）
奶粉	20	牛奶	160
脱脂奶粉	25	羊奶	160
乳酪	25	无糖酸奶	130

注：每份食物提供蛋白质 5 g，脂肪 5 g，碳水化合物 6 g，能量 90 kcal。

表 5-17-7 纯能量食物的能量等值交换份表

食物名称	重量（g）	食物名称	重量（g）
花生油、香油（1 汤匙）	10	猪油	10
玉米油、菜籽油（1 汤匙）	10	牛油	10
豆油（1 汤匙）	10	羊油	10
红花油（1 汤匙）	10	黄油	10

注：每份食物提供脂肪 10 g，能量 90 kcal。

4. 每份食物产能营养素含量表

食物交换份法中，每份食物产能营养素含量如表 5-17-8 所示。

表 5-17-8 每份食物产能营养素含量表

食物类别	每份重量（g）	能量（kcal）	蛋白质（g）	脂肪（g）	碳水化合物（g）	主要营养素
谷薯类	25	90	2	—	20	碳水化合物、膳食纤维
蔬菜类	500	90	5	—	17	矿物质、维生素、膳食纤维

食物类别	每份重量（g）	能量（kcal）	蛋白质（g）	脂肪（g）	碳水化合物（g）	主要营养素
水果类	200	90	1	—	21	矿物质、维生素、膳食纤维
大豆类	25	90	9	4	4	蛋白质
奶类	160	90	5	5	6	蛋白质
肉蛋类	50	90	9	6	6	蛋白质
油脂类	10	90	—	10	—	脂肪

5. 不同能量摄入对应的食物交换份

编制食谱应遵循食物多样化原则，不同能量摄入对应的食物交换份如表5-17-9所示。

表5-17-9　不同能量摄入所需的食物交换份

能量（kcal）	总交换单位（份）	谷薯类（份）	蔬菜、水果类（份）	肉、蛋、奶、豆类（份）	油脂（份）
1400	16.0	8.0	2.0	4.0	2.0
1500	17.0	9.0	2.0	4.0	2.0
1600	18.0	10.0	2.0	4.0	2.0
1700	19.0	11.0	2.0	4.0	2.0
1800	20.0	12.0	2.0	4.0	2.0
1900	21.0	12.5	2.0	4.0	2.5
2000	22.0	13.5	2.0	4.0	2.5
2100	23.5	14.5	2.0	4.5	2.5
2200	24.5	15.5	2.0	4.5	2.5

二、注意事项

（1）编制食谱时，注意老年人群的营养素需求特点和膳食制作特点。

（2）编制食谱时，注意编制对象的饮食爱好和饮食习惯。

（3）食物交换份法中，食物重量均为生重。

（4）运用食物交换份法编制食谱时，注意同类食物才能进行交换，而且是等值交换，等值是指提供的能量相等。

【技能导入】

张奶奶，70 岁，退休在家，无糖尿病史，血脂水平正常。请你运用食物交换份法为张奶奶制订一日健康食谱。

【技能分析】

能量及营养素的需求可参照国家卫生行业标准《中国居民膳食营养素参考摄入量 第1部分：宏量营养素》（WS/T 578.1—2017）。

【技能实施】

一、操作流程

食物交换份法编制健康食谱的操作流程如表 5-17-10 所示。

表 5-17-10　操作流程

环节	步骤	注意事项
准备	物品准备：《中国老年人膳食指南（2022）》和计算器、笔、纸等	
	环境准备：安静、舒适的环境	
	人员准备：具备营养配餐能力的照护员	
操作流程	（1）工作人员自我介绍	
	（2）与老年人沟通，了解其基本情况、饮食喜好	
	（3）确定全日能量需要量	
	（4）确定全日膳食总交换单位	
	（5）按照食物分类分配食物份数	
	（6）按照老年人的饮食喜好确定食物品种	
	（7）按照三餐分配食物份数	
	（8）评价并调整食谱	
整理用物	工作人员整理物品	

二、任务解析

1. 确定全日能量需要量和全日膳食总交换单位

询问张奶奶的年龄、劳动强度，根据国家卫生行业标准《中国居民膳食营养素参

考摄入量 第 1 部分：宏量营养素》（WS/T 578.1—2017），确定其全日能量需要量约为 1600 kcal，全日膳食总交换单位为 18 份。

2. 将食物份数分配到五大类食物中

按照各类食物提供的能量，谷类及薯类约为 10 交换份，蔬菜和水果类约为 2 交换份，动物性食物、豆类及豆制品约为 4 交换份，纯能量食物约为 2 交换份。

3. 将食物份数分配到三餐中

按照早、午、晚三餐最佳分配比例 3 : 4 : 3，将食物份数分配到三餐中，即早餐为 5 交换份，午餐为 8 交换份，晚餐为 5 交换份。

根据食物能量等值交换份表编制一日健康食谱，如表 5-17-11 所示。

表 5-17-11　健康食谱

餐次	食物名称		重量 / 份数	食物分类
早餐	窝窝头		70 g/2 份	谷类
	凉拌黄瓜豆腐丝	黄瓜	125 g/0.25 份	蔬果类
		豆腐丝	50 g/1 份	豆类
	牛奶		160 g/1 份	动物性食物
加餐	桃子		100 g/0.5 份	蔬果类
中餐	杂粮米饭	粳米	75 g/3 份	谷类
		玉米渣	50 g/2 份	谷类
	酱牛肉		35 g/1 份	动物性食物
	素炒丝瓜		250 g/0.5 份	蔬果类
加餐	葡萄		100 g/0.5 份	蔬果类
晚餐	杂粮粥	粳米	25 g/1 份	谷类
		红小豆	25 g/1 份	谷类
	西红柿炒鸡蛋	西红柿	125 g/0.25 份	蔬果类
		鸡蛋	1 个 /1 份	动物性食物
	蒸马铃薯		100 g/1 份	薯类

注：全天烹调油用量为 20 g/2 份（纯能量食物）。

三、操作注意事项

（1）编制食谱前要了解编制对象的基本情况、饮食爱好和饮食习惯。

（2）编制食谱时要以编制对象为中心，选择能被编制对象接受的食物和烹饪方法。

（3）编制食谱时要考虑全面，注意食物的多样性，以及食物之间的合理搭配。能量相等的同类食物可以进行交换，跨类交换会影响膳食平衡。

（4）水果一般不和蔬菜交换。因为水果含糖量高，所以不能用水果代替蔬菜。

（5）坚果脂肪含量高，如食用少量坚果，可减少烹调油用量。

（6）需要评价并调整编制的食谱，根据老年人的体重和体质变化适时更换食谱。

（7）与老年人进行良好的沟通交流，正确指导老年人进行科学膳食，养成良好的饮食习惯。

【实践思考】

（1）如果要选择没有出现在食物能量等值交换份表中的食物编制食谱，你该如何处理？

（2）选择一位老年人作为编制对象，运用食物交换份法为其编制一日食谱。

【技能工单】

技能名称	科学编制健康食谱——食物交换份法的运用	学时		培训对象	
学生姓名		联系电话		操作成绩	
操作设备		操作时间		操作地点	
技能目的	1. 掌握食物交换份法的内涵。 2. 掌握老年人的营养素需求特点和膳食特点。 3. 能运用食物交换份法为老年人编制一日食谱。 4. 能与老年人进行有效的沟通交流。 5. 能与医护人员、社会工作者形成良好的合作关系。				
技能实施	准备	1. 2. 3.			
	操作流程	1. 2. 3. 4. 5. 6. 7. 8.			
	整理用物				
教师评价					

【活页笔记】

技能名称	科学编制健康食谱——食物交换份法的运用	姓名		学号	
实践要求	结合技能实施流程，开展实践练习。选择 1 位老年人作为编制对象，运用食物交换份法为其编制一日食谱。				
实践心得体会					
反思与改进					
教师评价					

技能 18
开展健康教育（ZL-18）

【技能目标】

知识目标

（1）掌握健康教育行为改变理论和传播理论。

（2）掌握健康传播技巧。

（3）熟悉健康教育、健康促进的内涵。

能力目标

（1）能够根据对象制订健康教育计划。

（2）能够根据对象设计健康教育内容与组织形式。

素质目标

（1）能够与老年人进行有效的沟通交流。

（2）具备团队合作精神。

【相关知识】

一、基本概念

1. 健康教育

健康教育是指通过信息传播和行为干预，帮助个体和群体掌握卫生保健知识，树立健康观念，自愿采纳有利的健康行为和生活方式的教育活动与过程。

2. 健康促进

健康促进是指个人与其家庭、社区和国家一起采取措施激励健康行为，增强人们改善和处理自身健康问题的能力。

二、理论基础

1. 行为改变理论

（1）"知信行"模式："知信行"是知识、信念和行为的简称。知识转化为行为改变是一个漫长而复杂的过程。社会工作者应致力于使受教育者持有信念，改变行为。

（2）健康信念模式：在健康信念模式中，影响个体采纳健康行为的因素包括感知疾病的威胁、感知健康行为的益处、自我效能、提示因素、社会人口学因素等。

（3）自我效能理论：自我效能是指个体对自己有能力控制内、外因素而成功采纳健康行为并取得期望结果的自信心和自我控制能力。

（4）行为改变阶段理论：行为改变分为没有打算、打算、准备、行动和维持5个阶段，处于每个阶段的人都有不同的需要和动机，应对其提供有针对性的干预帮助。

2. 传播理论

（1）人际传播：人际传播，又称"人际交流"，是指人与人之间进行直接信息沟通的一种人类交流活动。主要通过语言来完成，但也可以通过非语言的方式来进行，如动作、手势、表情、符号等。人际传播分为个人与个人之间、个人与群体之间、群体与群体之间3种形式。

（2）大众传播：大众传播是指职业性信息传播机构和人员通过广播、电视、电影、报纸、期刊、书籍等大众媒介和特定传播技术手段，向范围广泛、为数众多的社会人群传递信息的过程。

3. 健康传播技巧

（1）健康传播形式：健康传播形式分为讲课、同伴教育、演示与示范。

（2）健康传播材料：健康传播材料是健康教育传播活动中健康信息的载体，配合健康教育与健康促进活动使用的辅助宣传教育资料，是常用的传播手段和策略。

按照材料形式，健康传播材料的分类如下。

印刷材料（平面材料）：常见的有折页、单页、招贴画、小册子、传单、书签、墙报、展览版面、期刊杂志册、书籍、路牌等。

视听材料：录像片、录音带、光盘等。

实物材料：扑克牌、扇子、贺卡、台历、围裙、水杯、杯垫、钥匙扣等。

新型媒介：互联网（健康管理互动平台）、短信、微信公众号等。

按照适用对象，健康传播材料的分类如下。

面向个体的材料：通常发给个人或家庭使用，常见的有健康教育处方、折页、小册子等传播材料，近年还开发了扑克牌、台历、水杯、书签、钥匙扣等。

面向群体的材料：在组织培训、专题讲座或小组讨论时，常常需要使用这些材料，如PPT、影视片、挂图、模型等。

面向大众的材料：宣传栏、张贴画、户外公益广告、电视公益广告、卫生报刊、网络新闻、视频等。

三、健康教育计划模式

健康教育计划是对老年人群进行健康指导的一项重要技能，采用PDCA循环模式（图5-18-1），P（plan）表示计划，D（do）表示执行，C（check）表示检查，A（action）表示处理。

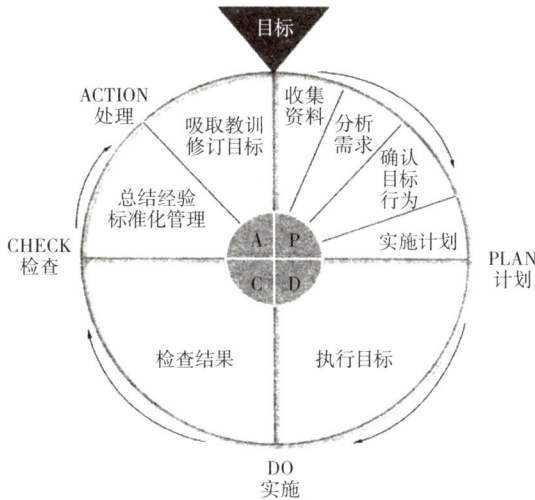

图 5-18-1　PDCA 循环模式

四、注意事项

（1）制订健康教育计划始终坚持以目标为导向。

（2）制订的计划要具有一定的前瞻性，要融入区域范围的卫生保健政策。

（3）健康教育活动的设计应该对目标人群的健康问题、认知水平、行为生活方式、用药情况等实现分类指导。

（4）健康教育的传播要能体现目标人群的关注点和喜好。针对不同的目标人群要选择不同的健康传播形式和材料。

（5）一定要进行预试验。保证健康传播形式和材料更加适合目标人群，材料的内容和语言可被目标人群理解。

【技能导入】

高血压是常见的慢性病，也是导致心脑血管疾病和肾病的重要危险因素。经调查发现，某社区 55 岁以上人群高血压患病率为 53%，这类人群中 80% 摄入高盐饮食，70% 摄入高脂饮食；许多人缺乏营养知识，不知道高盐与高血压的关系，不知道定期了解自己的血压与血脂情况，不知道什么是正常血压，不知道高血压与脑卒中的关系；社区内缺少测量血压的地方。

【技能分析】

项目意义：高血压是常见的慢性病，也是导致心脑血管疾病和肾病的重要危险因素。研究证明，进行有效干预可降低高血压、心脑血管疾病的发生，即高血压的防治具有可干预性和效益性。为此，在社区人群中开展有关高血压的健康教育应作为防治慢性病的优先项目。

社区的营养问题：根据上述资料，分析老年人的健康需求。

【技能实施】

一、操作流程

开展健康教育的操作流程如表 5-18-1 所示。

表 5-18-1　操作流程

环节	步骤	注意事项
准备	物品准备：营养健康宣传资料、血压测量计、笔、纸等	
	环境准备：安静、舒适的环境	
操作流程	（1）工作人员自我介绍	
	（2）与老年人沟通，发现其存在的营养健康问题	
	（3）分析产生营养健康问题的原因	
	（4）分析可用资源	
	（5）确定优先项目	
	（6）确定营养健康干预目标	
	（7）制订营养健康教育活动计划	
	（8）按计划开展健康教育活动	
	（9）评价健康教育活动的效果	
整理用物	工作人员整理物品	

二、操作注意事项

（1）制订健康教育活动计划时，首先要考虑的是目标人群的需求，了解哪些营养健康问题是需要优先解决的。

（2）健康教育目标分为总体目标和具体目标，具体目标分类制订，包括健康目标、行为目标和教育目标 3 种类型。

（3）健康教育活动计划的制订需要综合考虑目标人群需求、健康管理机构资源与能力、目标人群所在社区的重视程度与能力，以及区域卫生服务机制与能力等因素。

（4）选择具体的教育方法时，要注重人群的特点，根据其年龄、文化特点、个人喜好以及拥有的资源进行选择。

（5）评价方案中要确定监测指标与方法、评价指标与方法。评价指标一般来源于项目的具体目标，采用干预前后比较的方法，确定干预效果。

（6）合理安排活动进程并做好活动记录。

【实践思考】

（1）确定优先项目和目标人群时应注意哪些方面？

（2）开展健康教育活动的注意事项有哪些？

（3）针对老年人的健康教育活动，我们可以从哪些方面入手提高传播效果？

【技能工单】

技能名称	开展健康教育	学时		培训对象	
学生姓名		联系电话		操作成绩	
操作设备		操作时间		操作地点	
技能目的	1. 掌握健康教育的内涵和行为改变理论。 2. 熟悉健康教育计划制订的工作程序。 3. 能根据社区或特定人群的健康需求,制订相应的健康教育计划。 4. 能识别出健康传播资料中的常见问题并给予修正。 5. 能与老年人进行有效的沟通交流。				
技能实施	准备				
	操作流程	1. 2. 3. 4. 5. 6. 7. 8. 9.			
	整理用物				
教师评价					

【活页笔记】

技能名称	开展健康教育	姓名		学号	
实践要求	结合技能实施流程，以小组为单位开展老年健康教育的实践练习。要求所有组员参与讨论，合理分工，通过角色扮演进行模拟操作练习。一轮练习结束后，组员交换角色再次练习。				
实践心得体会					
反思与改进					
教师评价					

模块 6：老年安全用药护理

【模块描述】

老年人随着年龄的增长，机体生理功能和组织结构不断发生退行性改变，在药物代谢和不良反应等方面与成年人有较大的差别。老年人常患有多种慢性病，如糖尿病、高血压、脑卒中等，病程长，用药种类多，易发生用药安全性问题。科学有效地对老年人进行用药指导可降低老年人用药过程中的危险，提高老年人的生活质量。

【学习目标】

掌握

（1）协助老年人雾化吸入的操作流程。

（2）协助老年人氧气吸入的操作流程。

（3）老年人用药能力的评估及安全用药的护理。

（4）老年人口服、滴眼、滴耳、滴鼻药的用药及照护特点。

熟悉

（1）雾化吸入的呼吸训练方法。

（2）氧疗的分类。

（3）影响老年人用药的原因、用药后的观察要点及不良反应。

（4）眼部、鼻部、耳部外用药的注意事项。

了解

（1）雾化吸入、氧气吸入的概念。

（2）口服用药的常用剂型。

（3）眼部、鼻部、耳部外用药的使用要求。

技能 19
协助老年人进行雾化吸入（ZL-19）

【技能目标】

知识目标

（1）掌握雾化吸入的操作流程。

（2）熟悉雾化吸入呼吸训练的方法。

（3）了解雾化吸入的定义。

能力目标

（1）能够协助老年人进行雾化吸入。

（2）能够观察老年人的病情变化。

（3）能够有效评估老年人的身体状况及配合程度。

素质目标

（1）与医护人员、社会工作者等形成团队，在训练和照护中有良好的合作意识。

（2）在训练和照护中，能够体现人文关怀。

【相关知识】

一、基本概念

雾化吸入疗法是应用雾化器（图 6-19-1）将药液分散成细小的雾滴状喷出，使其悬浮在气体中经鼻或口由呼吸道吸入的方法。

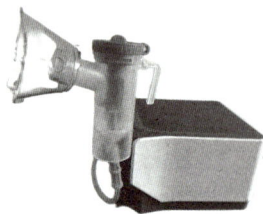

图 6-19-1　雾化器

二、注意事项

（1）严密观察老年人有无病情变化，如呼吸困难、口唇甲床紫绀等。如老年人感到疲乏，可关闭雾化器，休息片刻再进行雾化吸入。老年人有痰时应协助其排出。

（2）口含嘴、面罩应专人专用。

【技能导入】

李爷爷，78 岁，在养老机构居住，反复咳嗽、咳痰、气促 20 余年，加重 10 余天，被诊断为慢性阻塞性肺疾病急性发作。医嘱予地塞米松、α- 糜蛋白酶行雾化吸入。

【技能分析】

一、主要健康问题

（1）清理呼吸道无效：与痰液黏稠、排痰不畅、不会有效咳嗽有关。
（2）气体交换受阻：与气道阻塞、呼气困难有关。

二、制订照护方案

针对李爷爷的呼吸情况，为其制订个性化呼吸训练方案，如深呼吸、有效咳嗽和正确排痰等。

三、主要训练目标

腹式呼吸：一手放于胸前，一手放于腹部，吸气时用力挺胸，呼气时腹部内陷，尽量将气呼出。每天 2 次，每次 10~20 分钟。

缩唇呼吸：经鼻吸气，经口呼气，呼气时口唇收缩如吹笛状，使气体缓慢地通过缩唇的口型徐徐呼出。

【技能实施】

一、操作流程

协助老年人进行雾化吸入的操作流程如表 6-19-1 所示。

表 6-19-1　操作流程

环节	步骤	注意事项
准备	物品准备：雾化器、生理盐水、药液、注射器、毛巾等	
	环境准备：整洁、安静的房间，光线、温湿度适宜	
	人员准备：老年人取卧位或坐位	
操作流程	（1）解释：向老年人介绍操作目的和配合方法	
	（2）评估：主要评估老年人的病情、意识状态、呼吸道是否通畅、面部口腔有无感染或溃疡	
	（3）检查：接通电源，先打开电源开关，检查指示灯是否正常运行，雾化器各部件连接是否完好	
	（4）加药：将药液稀释至 5 mL，注入雾化器的药杯内	

续表

环节	步骤	注意事项
	（5）开机：打开雾化器开关，药液呈雾状从管内喷出后，调节雾量，调定时间	
	（6）开始雾化：老年人手持雾化器，将口含嘴放入口中紧闭嘴唇，深吸气，吸气后再屏气 1~2 秒，用鼻子呼气，如此反复直到药液吸完为止	
	（7）结束雾化：取下口含嘴，先关雾化开关，再关电源开关，以免电子元件损伤	
整理用物	协助老年人取舒适体位，协助老年人漱口，用毛巾擦净面部	
	整理床单位	
评价	李爷爷能够顺利咳出痰液	

二、操作注意事项

（1）操作前评估老年人的身体情况、意识状态、肢体活动能力、对用药的认知及配合程度。

（2）操作前教会老年人深呼吸的方法及用深呼吸配合雾化的方法。

（3）若老年人感到疲乏，可关闭雾化器，休息片刻再进行雾化吸入。老年人有痰时应协助其排出。

（4）操作中嘱老年人做深而慢的呼吸，使气雾进入呼吸道深部。训练过程中，若老人丧失兴趣，先中断，观察 2~3 分钟，如仍不配合可终止。

【实践思考】

（1）协助老年人进行雾化吸入前，护理员应如何进行有效沟通，取得老年人的配合？

（2）协助老年人进行雾化吸入的注意事项有哪些？

【技能工单】

技能名称	协助老年人进行雾化吸入	学时		培训对象	
学生姓名		联系电话		操作成绩	
操作设备		操作时间		操作地点	
技能目的	1. 掌握雾化吸入的操作流程。 2. 能协助老年人进行雾化吸入。 3. 能观察老年人的病情变化。 4. 能有效评估老年人的身体状况及配合程度。 5. 能与医护人员、社会工作者形成良好的合作关系。				
技能实施	准备	1. 2. 3.			
	操作流程	1. 2. 3. 4. 5. 6. 7.			
	整理用物	1. 2.			
	评价				
教师评价					

【活页笔记】

技能名称	协助老年人 进行雾化吸入	姓名		学号	
实践要求	结合技能实施流程，开展实践练习。2人一组，分别扮演老年人和护理人员，进行协助老年人雾化吸入的模拟操作练习。一轮练习结束后，组员交换角色再次练习。				
实践心得体会					
反思与改进					
教师评价					

技能 20
协助老年人进行氧气吸入（ZL-20）

【技能目标】

知识目标

（1）掌握氧气吸入的操作流程。

（2）熟悉氧疗的分类。

（3）了解氧气吸入的定义。

能力目标

（1）能够观察老年人的病情变化。

（2）能够计算老年人的吸氧浓度。

（3）能够协助老年人进行氧气吸入。

素质目标

（1）与医护人员、社会工作者等形成团队，在训练和照护中有良好的合作意识。

（2）在训练和照护中，能够体现人文关怀。

【相关知识】

氧是维持生命的必需物质之一，正常人静息状态每分钟耗氧量约为 250 mL，缺氧 4~5 分钟即可对大脑造成不可逆性损伤。近些年肺部疾病的发病率逐渐上升，患者时常表现为气流受限、咳嗽、胸闷，病程呈进行性发展，临床上常见到一些患者因慢性阻塞性肺疾病或肺心病而住院，经治疗后病情基本得到控制，但由于有慢性呼吸功能不全，动则气急、发绀，生活质量下降。此类患者需要继续进行长期氧疗，为节省费用，避免院内感染，只能在家中进行氧疗，即家庭氧疗。

氧疗是治疗呼吸衰竭的重要手段，长期家庭氧疗有利于恢复呼吸系统疾病患者的肺通气功能，改善患者的血气状况与生活质量。但家庭氧疗的时间较长，会减少呼吸衰竭患者的日间活动。而运动耐力下降也是呼吸衰竭患者尤其是老年患者的常见表现，长期的家庭氧疗加之缺乏运动，会使患者的自主呼吸能力下降，还可能导致患者对氧疗产生依赖性，不利于长期康复。规范化的吸氧有利于改善患者呼吸衰竭，纠正低氧血症，改善患者的生活质量。

氧气吸入法是通过给患者吸入高于空气中氧浓度的氧气，来提高动脉血氧分压、氧饱和度及氧含量以纠正低氧血症，确保对组织的氧供应，达到缓解组织缺氧的目的。目前较常使用的家庭供氧装置有压缩氧气筒、家庭制氧机、液氧罐。液氧罐便于携带，适合外出供氧，供氧时间为 6~8 小时。

一、氧疗目的

氧疗的目的包括纠正患者缺氧状态，改善患者生活质量和精神状态，预防夜间缺氧，改善睡眠质量，预防肺心病和右心衰竭的发生，减少住院次数及医疗费用。

二、氧疗的分类

1. 根据吸入氧流量的大小分类

（1）低流量氧疗：吸入氧流量 ≤ 4 L/min。

（2）高流量氧疗：吸入氧流量 > 4 L/min。适用于单纯性低氧血症。

2. 根据吸入氧浓度的高低分类

（1）低浓度氧疗：吸入氧浓度低于 30%。

（2）中浓度氧疗：吸入氧浓度为 30%~50%。

（3）高浓度氧疗：吸入氧浓度高于 50%。

氧浓度和氧流量的换算法，可用以下公式计算：

$$氧浓度（\%）=21+4× 氧流量（L/min）$$

常用的氧流量和氧浓度换算如表 6-20-1 所示。

表 6-20-1　氧浓度和氧流量的换算

氧流量（L/min）	1	2	3	4	5	6	7	8	9
氧浓度(%)	5	29	33	37	41	45	49	53	57

【技能导入】

王奶奶，82 岁，在养老机构居住，因受凉出现咳嗽、咳痰伴气喘，既往有慢支炎病史 20 年。请你遵医嘱协助王奶奶进行氧气吸入。

【技能分析】

一、主要健康问题

（1）清理呼吸道无效：与痰液黏稠、排痰不畅、不会有效咳嗽有关。

（2）气体交换受阻：与气道阻塞、呼气困难有关。

二、制订照护方案

针对王奶奶的咳嗽、咳痰情况，为其制订个性化排痰训练方案，如深呼吸、氧化吸入等。

三、主要训练目标

有效咳嗽训练：在排痰前，先轻轻咳几次，使痰松动，再用口深吸一口气，屏气，稍停片刻，短缩用力地咳嗽一两次，排除痰液。

【技能实施】

一、操作流程

协助老年人进行氧气吸入的操作流程如表 6-20-2 所示。

表 6-20-2　操作流程

环节	步骤	注意事项
准备	物品准备：氧气装置、鼻导管、棉签、小药杯（杯内盛装少许冷开水）等	
	环境准备：整洁、安静的房间，光线、温湿度适宜，远离火源	
	人员准备：老年人取卧位或坐位	
操作流程	（1）解释：向老年人介绍操作目的、方法、注意事项和配合方法	
	（2）评估：主要评估老年人的病情、意识、心理状态、合作程度等	
	（3）清洁检查：用棉签清洁鼻腔并检查	
	（4）连接导管：将鼻导管与湿化瓶的出口连接	
	（5）调节流量：调节所需氧流量	
	（6）湿润检查：将鼻导管前端放入小药杯冷开水中湿润，检查鼻导管是否通畅	
	（7）固定导管：将鼻导管环绕老年人耳部向下放置，并调节松紧	
	（8）停止用氧：先取下鼻导管，再关闭调节器	
整理用物	协助老年人取舒适体位，用毛巾擦净面部	
	整理床单位	
评价	王奶奶缺氧状态得到纠正	

二、操作注意事项

（1）合理选择吸氧时间，每天应给予 15 小时以上的氧疗。

（2）注意控制氧气流量，一般为 1~2 L/min。使用氧气时，应先调节氧流量后应用。停用氧气时，应先拔除鼻导管或拿开面罩，再关闭呼吸机、制氧机或氧气筒。

（3）注意用氧安全，做好"四防"，即防震、防火、防热、防油。防震：氧气筒在搬运时避免倾倒或撞击。防火、防热：氧气筒应放在阴凉处，周围严禁烟火及易燃品，至少距离明火 5 m，距暖气 1 m，以防引起燃烧。防油：氧气表及螺旋口勿上油，也不要用带油的手装卸。

（4）湿化瓶内可放入冷开水或蒸馏水等湿化液，液体量约为瓶身的 1/2~2/3。每天更换湿化瓶和湿化液，每天消毒湿化瓶。

（5）氧气筒内氧气勿用尽，压力表要至少保留 0.5 MPa，以免灰尘进入筒内，再充气时引起爆炸。

（6）观察老年人的反应，如心率变慢、血压回升、呼吸平稳、皮肤红润温暖、发绀消失，说明缺氧症状改善。如有不适，立即与医院联系；如出现机器使用问题，立即与售后人员联系解决。鼻导管、湿化瓶等应定期消毒；防止鼻导管污染或堵塞，有分泌物堵塞时，应及时更换，以保证氧疗的有效性和安全性。

【实践思考】

（1）面对长期进行氧疗的老年人，应当如何更好地实施人文关怀？

（2）协助老年人进行氧气吸入的注意事项有哪些？

【技能工单】

技能名称	协助老年人进行氧气吸入	学时		培训对象	
学生姓名		联系电话		操作成绩	
操作设备		操作时间		操作地点	
技能目的	1. 掌握氧气吸入的操作流程。 2. 能协助老年人进行氧气吸入。 3. 能观察老年人的病情变化。 4. 能有效评估老年人的身体状况及配合程度。 5. 能与医护人员、社会工作者形成良好的合作关系。				
技能实施	准备	1. 2. 3.			
	操作流程	1. 2. 3. 4. 5. 6. 7. 8.			
	整理用物	1. 2.			
	评价				
教师评价					

【活页笔记】

技能名称	协助老年人 进行氧气吸入	姓名		学号	
实践要求	结合技能实施流程，开展实践练习。2人一组，分别扮演老年人和护理人员，进行协助老年人氧气吸入的模拟操作练习。一轮练习结束后，组员交换角色再次练习。				
实践心得体会					
反思与改进					
教师评价					

技能 21
协助老年人口服用药（ZL-21）

【技能目标】

知识目标

（1）掌握老年人用药的原则、老年人用药后不良反应的处理。

（2）熟悉影响老年人用药的原因、用药后的观察要点及不良反应。

（3）了解口服用药的常用剂型。

能力目标

（1）能协助老年人口服用药。

（2）能观察老年人用药后反应并进行初步处理。

素质目标

（1）具备沟通协调能力，能够在用药过程中与老年人及其家属做好解释，开展有效沟通，达成共识。

（2）具备尊老敬老、以人为本的职业素养。

（3）具备爱岗敬业、吃苦耐劳的职业精神。

（4）具备爱心、耐心、细心、责任心的职业道德。

【相关知识】

一、基本概念

1. 口服药

口服药是指需经口吞服或舌下含服的药物，经胃肠道黏膜吸收，是最常用的给药方式。

2. 用药护理

用药护理是指在患者使用药物期间，对其提供正确的用药指导，以保证药效，减少不良反应的护理方式。

二、口服药的常用剂型

老年人口服药的常用剂型有溶液、片剂、胶囊、合剂、散剂等。

三、老年人用药的基本原则

1. 小剂量原则

合理的剂量应根据患者的健康与疾病状况等调整。对于大多数药物，在用药开始阶段应采取小剂量，然后逐渐调整，达到最佳剂量。

2. 个体化原则

根据老年人病情和身体状况个性化用药，其间密切观察药物反应，跟踪治疗效果，进而选择个体最合适的药量，以获得最大疗效和最小副作用。

3. 准确用药原则

及时协助老年人服药，认真核对信息，保证用药人、剂量、浓度、时间、途径都准确。

4. 观察记录原则

及时观察老年人用药后的不良反应，做好记录。

四、老年人服药照护方法

（1）对于有吞咽障碍或意识不清的老年人，一般采取鼻饲用药。

（2）对于意识清醒但有吞咽障碍的老年人，经医生许可后可研碎再送服。

（3）对于有肢体功能障碍的老年人，可协助其用健侧肢体服药，不方便者可由家属或照护者协助。

（4）对于有精神障碍或痴呆的老年人，需要确认其咽下再离开。

五、老年人用药不良反应观察

（1）消化系统反应：恶心、呕吐、腹痛、腹泻、便秘。

（2）循环系统反应：心慌、面色苍白、眩晕、血压改变。

（3）泌尿系统反应：血尿、排尿困难、肾功能下降。

（4）呼吸系统反应：胸闷、心悸、喉头堵塞感、呼吸困难、哮喘发作。

（5）神经系统反应：烦躁不安、头痛、乏力、头晕、失眠、抽搐、大小便失禁。

（6）皮肤反应及全身反应：皮炎、荨麻疹、过敏性休克。

六、老年人用药后不良反应的处理

（1）查看说明书，了解常见处理方法。

（2）严重时立即停药，通知医生和家属。

（3）协助老年人平卧，头偏向一侧，防止呕吐窒息。

（4）若发生心脏骤停，立即就地实行心肺复苏。

【技能导入】

刘爷爷，72岁，有高血压、糖尿病、肺气肿、白内障、阿尔茨海默病史，入住某养老机构1年，一直遵医嘱使用降压药、降糖药和眼药。近几日，刘爷爷出现咳嗽、咳不出痰液的情况。请你遵医嘱协助刘爷爷口服降压药。

【技能分析】

一、老年人的基本信息及居室基本情况

（1）刘爷爷，72岁，有高血压、糖尿病、肺气肿、白内障、阿尔茨海默病史。

（2）近几日，刘爷爷咳嗽加重，无法顺利咳出痰液。

二、老年人目前存在的重点问题

刘爷爷年龄较大，近期出现一些不良反应。

三、协助老年人服药并完成记录

根据老年人的健康信息，与老年人及家属充分沟通，做好记录。

【技能实施】

一、操作流程

协助老年人口服用药的操作流程如表 6-21-1 所示。

表 6-21-1　操作流程

环节	步骤	注意事项
准备	沟通：与老年人交流，评估老年人的年龄、意识、自理等基本情况，取得老年人及家属的理解与配合	
	人员准备：工作人员着装规范整洁，洗净双手，携带工作证件；老年人取舒适体位	
	环境准备：光线适宜，通风良好，干净整洁	
	物品准备：药物、药杯、水杯、吸管、温开水、洗手液、服药单等	

续表

环节	步骤	注意事项
操作流程	（1）遵医嘱给药，核对姓名、药名、剂量、给药时间、途径，检查药品质量，备齐用物带至老年人床旁；向老年人解释服药的时间、服用方法、常见的副作用及应对方法等	
	（2）协助老年人取舒适体位：坐位，上身微倾，头略低，下颌略向前伸；半坐位，抬高床头 30°~50°	
	（3）协助老年人服药：先喝一口温水，再将药送入口中，再饮水 100 mL 左右，将药物吞下；对于不能自理的老年人，可使用吸管或汤匙将药送入口中再给水吞服	需要确认老年人是否已经吞服下药物
	（4）协助老年人擦净口周围残留水渍或药液，取舒适体位	
	（5）再次仔细查对药物及老年人的相关信息并记录，记录内容包括姓名、药名、剂量、给药时间、途径、给药者签名	若老年人未服药，要及时报告并记录
	（6）指导老年人正确用药，用分药盒、定闹钟等方式帮助老年人按时、按量服药	
总结	指导老年人观察药物疗效和不良反应，及时采取措施处理	
整理	工作人员整理物品，与老年人及家属道谢离开	

二、操作注意事项

（1）开展评估工作前，应提前与老年人及家属沟通解释评估目的和内容。

（2）指导老年人服药时，注意使用通俗易懂的语言，站在老年人的角度去思考。

【实践思考】

（1）影响老年人服药依从性的因素有哪些？

（2）如果指导老年人用药时，老年人不配合，应该怎么做？

【技能工单】

技能名称	协助老年人口服用药	学时		培训对象	
学生姓名		联系电话		操作成绩	
操作设备		操作时间		操作地点	
技能目的	1. 掌握老年人用药的原则、老年人用药后不良反应的处理。 2. 熟悉影响老年人用药的原因、用药后的观察要点及不良反应。 3. 了解口服用药的常用剂型。 4. 能协助老年人口服用药。 5. 能观察老年人用药后反应并进行初步处理。				
技能实施	准备	1. 2. 3. 4.			
	操作过程	1. 2. 3. 4. 5. 6.			
	总结				
	整理				
教师评价					

【活页笔记】

技能名称	协助老年人口服用药	姓名		学号	
实践要求	结合技能实施流程，开展实践练习。2人一组，分别扮演老年人和护理人员，进行协助老年人口服用药的模拟操作练习。一轮练习结束后，组员交换角色再次练习。				
实践心得体会					
反思与改进					
教师评价					

技能 22
协助老年人使用滴眼剂（ZL-22）

【技能目标】

知识目标

（1）掌握眼部外用药的使用方法。

（2）熟悉眼部外用药的注意事项。

（3）了解眼部外用药的使用要求。

能力目标

（1）能够协助老年人使用滴眼剂。

（2）能够指导老年人使用滴眼剂。

素质目标

（1）具备沟通协调能力，能够与老年人及其家属顺畅交流，达成共识。

（2）具备尊老敬老、以人为本的职业素养。

（3）具备爱岗敬业、吃苦耐劳的职业精神。

（4）具备爱心、耐心、细心、责任心的职业道德。

【相关知识】

一、基本概念

1. 滴眼剂

滴眼剂是指供滴眼用的药物制剂，常用的有眼药水、眼药膏和眼用凝胶。滴眼剂具有消炎、杀菌、麻醉、散瞳等作用，角膜受损时用眼药膏可起到润滑和衬垫作用，缓解眼部的刺激。

2. 外用给药

外用给药是指以贴、涂、擦、敷等方式作用于皮肤或五官，经局部吸收，发挥药物作用的一种给药方法。

二、眼部外用药的使用要求

（1）眼部外用药均为灭菌制剂，保存时应盖紧药瓶，置于通风阴凉处。

（2）操作前注意手卫生，按七步洗手法洗手，必要时戴医用手套。

（3）遵医嘱用药，认真核对相关信息，如药名、有效日期、用法、剂量、给药途径、给药时间、药品质量和有效期。

（4）用药时注意药物瓶口不要触及非无菌物品，以免污染。

（5）多种药同时使用，中途须间隔 5~10 分钟。

（6）用药后及时观察药物疗效、反应及全身情况，出现副作用及时处理或就医。

（7）上药动作要轻柔，避免损伤黏膜。

【技能导入】

王奶奶，69 岁，生活完全自理，昨日晨起后发现眼睛一直流泪、畏光、疼痛、睁不开。医嘱予左氧氟沙星滴眼液滴眼，一天 3 次，一次 2 滴。

【技能分析】

一、老年人的基本情况

（1）王奶奶，69 岁，生活完全自理。

（2）王奶奶昨日眼睛出现流泪、畏光、疼痛、睁不开的情况。

二、制订照护方案

根据王奶奶的情况，协助其使用滴眼剂。

【技能实施】

一、操作流程

协助老年人使用滴眼剂的操作流程如表 6-22-1 所示。

表 6-22-1　操作流程

环节	步骤	注意事项
准备	沟通：与老年人交流，评估老年人的年龄、意识、患眼情况、自理等基本情况，取得老年人的配合	
	人员准备：工作人员着装规范整洁，洗净双手，携带工作证件；老年人取舒适体位	
	环境准备：光线适宜，通风良好，干净整洁	
	物品准备：洗手液、给药单、眼药水、眼药膏、消毒棉球、污物桶等	

环节	步骤	注意事项
操作流程	（1）遵医嘱给药，核对姓名、药名、剂量、给药时间、途径，检查药品质量，备齐用物带至老年人床旁，确认是左眼、右眼还是双眼用药	上药动作应轻柔，避免损伤黏膜；双眼用药时，应先健侧、后患侧，先病情较轻侧，后病情较重侧，防止交叉感染；白天宜滴眼药水，临睡前宜涂眼药膏
	（2）老年人取舒适体位：坐位或仰卧位	
	（3）清洁眼部：先用棉签擦拭干净眼部分泌物，嘱老年人头略后仰，眼往上看	
	（4）滴眼药水：眼药水使用前应先混匀药液，工作人员一手（或用干净棉签）向下轻轻拉下眼睑并固定，另一手持眼药水瓶，摇匀后距眼约 2~3 cm 将眼药水滴入结膜囊 1~2 滴，再轻提上眼睑，使结膜囊内充盈药液	
	（5）涂眼药膏：工作人员一手（或用干净棉签）向下轻轻拉下眼睑并固定，另一手垂直向下挤少许眼药膏（呈细直线状），从外眼角方向顺眼裂水平挤在下睑结膜与眼球结膜交界处，先使下睑恢复原位，随后旋转眼药膏将其离断，再轻提上眼睑，使药膏均匀分布在结膜囊内	
	（6）嘱老年人闭上眼睛，轻轻转动眼球，用干净棉签为老年人拭去眼部外溢药剂	
	（7）再次仔细查对药物及老年人的相关信息并记录，记录内容包括姓名、药名、剂量、给药时间、途径、给药者签名	
总结	指导老年人观察药物疗效和不良反应，及时采取措施处理	
整理	工作人员整理物品，与老年人及家属道谢离开	

二、操作注意事项

（1）严格执行查对制度，核对药名、有效期、时间等内容。

（2）眼药水宜白天使用，眼药膏宜睡前使用。

（3）双眼用药时，应先健侧、后患侧，先病情较轻侧、后病情较重侧，防止交叉感染。

（4）用药后要观察局部和全身情况，如有视力下降或其他严重情况，应立即就医。

【实践思考】

（1）老年人拒绝使用眼药水或眼药膏时，如何处理？

（2）查阅资料，了解最新滴眼剂的使用方法和进展。

【技能工单】

技能名称	协助老年人使用滴眼剂	学时		培训对象	
学生姓名		联系电话		操作成绩	
操作设备		操作时间		操作地点	
技能目的	1. 掌握眼部外用药的使用方法。 2. 熟悉眼部外用药的注意事项。 3. 了解眼部外用药的使用要求。 4. 能够协助老年人使用滴眼剂。 5. 能够指导老年人使用滴眼剂。				
技能实施	准备	1. 2. 3. 4.			
	操作流程	1. 2. 3. 4. 5. 6. 7.			
	总结				
	整理				
教师评价					

【活页笔记】

技能名称	协助老年人 使用滴眼剂	姓名		学号	
实践要求	结合技能实施流程，开展实践练习。2人一组，分别扮演老年人和护理人员，进行协助老年人使用滴眼剂的模拟操作练习。一轮练习结束后，组员交换角色再次练习。				
实践心得体会					
反思与改进					
教师评价					

技能 23
协助老年人使用滴鼻剂（ZL-23）

【技能目标】

知识目标

（1）掌握鼻部外用药的使用方法。

（2）熟悉鼻部外用药的注意事项。

（3）了解鼻部外用药的使用要求。

能力目标

（1）能够协助老年人使用滴鼻剂。

（2）能够指导老年人使用滴鼻剂。

素质目标

（1）具备沟通协调能力，能够与老年人及其家属顺畅交流，达成共识。

（2）具备尊老敬老、以人为本的职业素养。

（3）具备爱岗敬业、吃苦耐劳的职业精神。

（4）具备爱心、耐心、细心、责任心的职业道德。

【相关知识】

滴鼻剂是指在鼻腔内使用，经鼻黏膜吸收而发挥局部或全身作用的制剂，常用的有滴鼻液和喷雾剂。老年人由于生理功能的退化，更容易患鼻部疾病，护理人员掌握滴鼻剂的操作技术，可以更好地为老年人服务。

【技能导入】

王奶奶，73 岁，生活完全自理，10 年前确诊过敏性鼻炎。今天鼻炎两次发作，鼻塞，流鼻涕，头痛。医嘱予富马酸酮替芬滴鼻液滴鼻，一天 3 次，一次 2 滴。

【技能分析】

一、老年人的基本情况

（1）王奶奶，73岁，生活完全自理。

（2）王奶奶今天出现鼻塞、流鼻涕、头痛的情况。

二、制订照护方案

根据王奶奶的情况，协助其使用滴鼻液。

【技能实施】

一、操作流程

协助老年人使用滴鼻剂的操作流程如表6-23-1所示。

表6-23-1　操作流程

环节	步骤	注意事项
准备	沟通：与老年人交流，评估老年人的年龄、意识、鼻部情况、自理等基本情况，取得老年人的配合	
	人员准备：工作人员着装规范整洁，洗净双手，携带工作证件；老年人取舒适体位	
	环境准备：光线适宜，通风良好，干净整洁	
	物品准备：洗手液、给药单、滴鼻剂、消毒棉球、污物桶等	
操作流程	（1）遵医嘱给药，核对姓名、药名、剂量、给药时间、途径，检查药品质量，备齐用物带至老年人床旁，确认是左鼻腔、右鼻腔还是双鼻腔用药	
	（2）老年人取舒体位：坐位或者仰卧位	
	（3）清洁鼻腔：滴药前，工作人员先协助老年人将鼻涕等分泌物排出，并擦拭干净，鼻腔内如有干痂，先用温盐水清洗浸泡，待干痂变软取出后再滴药	
	（4）滴入鼻腔：协助老年人取平卧位，头尽量向后仰，嘱咐老年人先吸气，滴入药液2滴	滴药时瓶口不要碰到鼻黏膜
	（5）轻揉鼻翼：轻轻地揉按鼻翼两侧，使药液能均匀地渗到鼻黏膜上	滴药后保持仰位1~2分钟，有利于药物吸收；若药液流入口腔，可吐出
	（6）再次仔细查对药物及老年人的相关信息并记录，记录内容包括姓名、药名、剂量、给药时间、途径、给药者签名	
总结	指导老年人观察药物疗效和不良反应，及时采取措施处理	
整理	工作人员整理物品，与老年人及家属道谢离开	

二、操作注意事项

（1）严格执行查对制度，核对药名、有效期、时间等内容。

（2）若鼻腔有分泌物、干痂等，先用温盐水清洗、浸泡，再滴药。

（3）滴药前让老年人先吸气，头尽量向后仰，使药物达到较深部位，充分发挥药效。

（4）滴鼻剂瓶口不要触碰鼻部，避免污染药液。

（5）每次滴药 2~3 滴，滴药后仰卧 1~2 分钟后再坐起，如果药液不慎流入口中可吐出并漱口。

（6）滴药时动作要轻柔，避免损伤鼻黏膜。

（7）注意观察滴药后的药物疗效、反应及全身情况，避免出现黏膜充血等情况。

【实践思考】

（1）若滴鼻剂流入口腔，该如何处理？

（2）使用滴鼻剂的注意事项有哪些？

【技能工单】

技能名称	协助老年人使用滴鼻剂	学时		培训对象	
学生姓名		联系电话		操作成绩	
操作设备		操作时间		操作地点	
技能目的	1. 掌握鼻部外用药的使用方法。 2. 熟悉鼻部外用药的注意事项。 3. 了解鼻部外用药的使用要求。 4. 能够协助老年人使用滴鼻剂。 5. 能够指导老年人使用滴鼻剂。				
技能实施	准备	1. 2. 3. 4.			
	操作流程	1. 2. 3. 4. 5. 6.			
	总结				
	整理				
教师评价					

【活页笔记】

技能名称	协助老年人 使用滴鼻剂	姓名		学号	
实践要求	结合技能实施流程，开展实践练习。2人一组，分别扮演老年人和护理人员，进行协助老年人使用滴鼻剂的模拟操作练习。一轮练习结束后，组员交换角色再次练习。				
实践心得体会					
反思与改进					
教师评价					

技能 24
协助老年人使用滴耳剂（ZL-24）

教学视频

【技能目标】

知识目标

（1）掌握耳部外用药的使用方法。

（2）熟悉耳部外用药的注意事项。

（3）了解耳部外用药的使用要求。

能力目标

（1）能够协助老年人使用滴耳剂。

（2）能够指导老年人使用滴耳剂。

素质目标

（1）具备沟通协调能力，能够与老年人及其家属顺畅交流，达成共识。

（2）具备尊老敬老、以人为本的职业素养。

（3）具备爱岗敬业、吃苦耐劳的职业精神。

（4）具备爱心、耐心、细心、责任心的职业道德。

【相关知识】

滴耳剂是用于耳道内的液体药剂，主要用于治疗耳道感染或局部疾患，常用的有滴耳液。老年人免疫力低下，容易发生耳部感染，护理人员掌握滴耳剂的操作技术，可以更好地为老年人服务。

【技能导入】

王奶奶，78 岁，生活完全自理，昨天晨起后发现耳朵一直流出黄色液体，伴随耳痛、耳鸣。医嘱予氧氟沙星滴耳液滴耳，一天 3 次，一次 2 滴。

【技能分析】

一、老年人的基本情况

（1）王奶奶，78岁，生活完全自理。

（2）王奶奶昨天晨起后发现耳朵一直流出黄色液体，伴随耳痛、耳鸣。

二、制订照护方案

根据王奶奶的情况，协助其使用滴耳液。

【技能实施】

一、操作流程

协助老年人使用滴耳剂的操作流程如表6-24-1所示。

表6-24-1　操作流程

环节	步骤	注意事项
准备	沟通：与老年人交流，评估老年人的年龄、意识、耳部情况、自理等基本情况，取得老年人的配合	
	人员准备：工作人员着装规范整洁，洗净双手，携带工作证件；老年人取舒适体位	
	环境准备：光线适宜，通风良好，干净整洁	
	物品准备：洗手液、给药单、滴耳液、消毒棉球、污物桶等	
操作流程	（1）遵医嘱给药，核对姓名、药名、剂量、给药时间、途径，检查药品质量，备齐用物带至老年人床旁，确认是左耳、右耳还是双耳用药	
	（2）老年人取舒适体位：坐位或半坐位，头偏向一侧，患侧耳在上，健侧耳在下	
	（3）清洁耳道：工作人员先用棉签将耳道分泌物清理干净，再用干棉球擦干	如老年人存在耳聋、耳道不通或耳膜穿孔等情况，立即报告医生
	（4）滴耳液：一手将老年人耳廓向上方轻轻牵拉，使耳道变直，另一手持药瓶，掌根轻靠耳旁，沿耳道后壁滴5~10滴（遵医嘱）药液入耳道	滴药后保持原体位1~2分钟，以利吸收
	（5）轻揉耳廓：轻轻压住耳屏，使药液充分进入中耳；或将消毒棉球塞入外耳道口，避免药液流出	
	（6）再次仔细查对药物及老年人的相关信息并记录，记录内容包括姓名、药名、剂量、给药时间、途径、给药者签名	

环节	步骤	注意事项
总结	指导老年人观察药物疗效和不良反应,及时采取措施处理	
整理	工作人员整理物品,与老年人及家属道谢离开	

二、操作注意事项

（1）滴药前要洗净双手，避免交叉感染。

（2）如有耳聋、耳道不通或耳膜穿孔的情况，应询问医生用药方法。

（3）滴药时，先将外耳道拉直，再缓慢将药液滴入耳内，使药液被充分吸收，注意不要触碰耳道皮肤，以免污染药液。

（4）滴药后应轻轻抚揉、压迫耳廓，保持原体位 3~5 分钟后，再滴另一只耳朵。

（5）滴药后观察老年人是否有刺痛、烧灼感等不适反应，如有应及时就医。

【实践思考】

（1）老年人使用滴耳剂可以用什么样的体位?

（2）如果老年人拒绝使用滴耳剂，应该怎么办?

【技能工单】

技能名称	协助老年人使用滴耳剂	学时		培训对象	
学生姓名		联系电话		操作成绩	
操作设备		操作时间		操作地点	
技能目的	1. 掌握耳部外用药的使用方法。 2. 熟悉耳部外用药的注意事项。 3. 了解耳部外用药的使用要求。 4. 能够协助老年人使用滴耳剂。 5. 能够指导老年人使用滴耳剂。				
技能实施	准备	1. 2. 3. 4.			
	操作流程	1. 2. 3. 4. 5. 6.			
	总结				
	整理				
教师评价					

【活页笔记】

技能名称	协助老年人使用滴耳剂	姓名		学号	
实践要求	结合技能实施流程，开展实践练习。2人一组，分别扮演老年人和护理人员，进行协助老年人使用滴耳剂的模拟操作练习。一轮练习结束后，组员交换角色再次练习。				
实践心得体会					
反思与改进					
教师评价					

模块 7：老年应急护理

【模块描述】

随着年龄的增长，老年人机体的反应力、协调力、平衡力等都逐步减弱，无论是在居家生活中，还是在外出活动时，出现跌倒、摔伤、烫伤、误吸等安全风险也随之增加，甚至可能发生心脏骤停。护理人员应该具备面对老年人常见突发意外的应急处理能力，为老年人的生命安全和身心健康提供重要保障。

【学习目标】

掌握

（1）老年人急性软组织损伤的定义和急救处理方法。

（2）老年人外伤包扎的操作方法。

（3）老年人不同程度烫伤的急救处理方法。

（4）心肺复苏的操作方法。

（5）海姆立克急救法的操作方法。

（6）心肺复苏成功的标志。

熟悉

（1）冷疗的禁忌证和适应证。

（2）外伤出血的类型。

（3）烫伤的面积估算方法。

（4）异物卡喉的危害及老年人异物卡喉的常见原因。

（5）心脏骤停的判断。

了解

（1）常见冷敷方法。

（2）常见外伤包扎材料。

（3）烫伤、烧伤的概念。

（4）心脏骤停的概念。

技能 25
老年人急性软组织损伤处理（ZL-25）

【技能目标】

知识目标

（1）掌握急性软组织损伤的定义和处理方法。

（2）掌握老年人急性软组织损伤的急救处理方法。

（3）熟悉冷疗的禁忌证和适应证。

能力目标

能够对老年人急性软组织损伤进行初步处理。

素质目标

（1）具备吃苦耐劳的职业素养

（2）具有细心、耐心和责任心。

【相关知识】

一、基本概念

1. 急性软组织损伤

急性软组织损伤是指扭伤、挫伤、跌扑伤或撞击伤等导致人体运动系统皮肤以下骨骼之外的肌肉、韧带、筋膜、肌腱、滑膜、脂肪、关节囊等组织以及周围神经、血管出现的损伤。

2. 冷敷

冷敷是冷疗法的一种，用冰袋或湿毛巾敷在皮肤表面，使局部毛细血管收缩，具有消炎、止血、止痛、降低体温的作用，可用于治疗扭伤、挫伤早期的急性软组织挫伤引起的疼痛、水肿。

二、常见冷敷方法

（1）使用冰袋：在冰袋里装入 1/3~1/2 袋碎冰或冷水，把袋内的空气排出，用夹子夹紧袋口，将冰袋放在需要冷敷的部位。没有冰袋时，用塑料袋也可以。

（2）使用冷毛巾：将毛巾或敷布用冷水或冰水浸湿，拧干敷在患处，最好用两块布交替使用，敷后擦干。

三、冷疗的禁忌证

（1）组织有破损或慢性炎症。冷疗会使局部毛细血管收缩，血流量减少，致使组织营养不良，影响老年人的伤口愈合及炎症吸收。

（2）局部血液循环明显不良。冷疗会加重血液循环障碍，导致局部组织缺血、缺氧，甚至出现变性、坏死。

（3）对冷刺激格外敏感，如冷疗后易出现皮疹、关节疼痛、肌肉痉挛等情况。

（4）禁用物理降温的部位：

①枕后、耳廓、阴囊处：这些部位冷疗易造成冻伤。

②心前区：该部位冷疗易造成反射性心率减慢和心律失常。

③腹部：该部位冷疗易造成腹泻。

④足底：该部位冷疗不仅会使末梢血管收缩，影响散热，还会反射性地引起一过性冠状动脉收缩，可诱发心绞痛。

【技能导入】

汪奶奶，65岁，家住桃李社区。汪奶奶参与社区组织的舞蹈表演排练时，不慎跌倒受伤。经初步检查，汪奶奶左脚踝扭伤，无其他明显外伤，能在搀扶下行走。汪奶奶反映脚踝疼痛，且伴随焦虑情绪，担心无法参加后续表演。请你第一时间安抚受伤的汪奶奶，并为其提供相应照护。

【技能分析】

一、评估健康问题

汪奶奶，65岁，舞蹈排练中跌倒受伤，经查体为左脚踝扭伤。汪奶奶属于自理老人，摔伤后意识清醒，能回忆摔伤过程，但情绪稍显焦虑；左脚踝扭伤，疼痛、肿胀、扭伤局部无组织破损、慢性炎症、感觉障碍或血液循环不良；汪奶奶能在搀扶下行走，无其他不适。

二、采取对症的护理措施

根据汪奶奶的症状表现，应在评估汪奶奶是否存在禁忌证后，考虑采取冷敷法进行护理。冷敷可以止痛、消肿。扭伤早期（48小时内）冷敷，忌热敷或按摩，否则会加重局部损伤、疼痛、肿胀。

三、情绪安抚

汪奶奶跌倒受伤后情绪焦虑，担心影响舞蹈表演，护理人员应该为汪奶奶开展人文关怀，主动帮助汪奶奶缓解焦虑情绪。

【技能实施】

一、操作流程

老年人急性软组织损伤处理的操作流程如表 7-25-1 所示。

表 7-25-1　操作流程

环节	步骤	注意事项
准备	物品准备：一次性医用冰袋、冷敷标签、垫巾、毛巾、记录单、笔等，检查医用冰袋是否在有效期内，包装是否完好无损	
	人员准备：护理人员着装规范整洁，用七步洗手法洗净双手	
	环境准备：整洁安静，温度适宜，通风良好	
沟通安抚	与老年人沟通交流，安慰老年人，缓解老年人的焦虑情绪	
评估	评估老年人的年龄、意识状态、摔伤经过、受伤情况以及是否有冷疗禁忌，告知其冷敷的目的	
实施冷敷	（1）立即报告医务人员或老年人家属	
	（2）将老年人移至座椅、床或沙发上，协助老年人取舒适体位，将左脚踝制动抬高，叮嘱老年人在冷敷时避免活动脚踝	
	（3）携用物至老年人身旁，在左脚踝下面垫一次性垫巾	
	（4）找到冰袋内的液体包，用力捏破内袋，3 秒即可制冷，上下抖动冰袋使内容物充分混合，冰袋温度会在 2 分钟内降至 5℃以下	
	（5）将降温后的冰袋用毛巾包好冷敷患处	
	（6）观察老年人患处皮肤反应，关注老年人有无不适	
整理	20 分钟后，取下冰袋和毛巾，撤去垫巾；协助老年人取舒适体位；给予老年人言语安抚；洗手	
记录	记录老年人姓名、冷敷部位、时间、皮肤反应等	

二、操作注意事项

（1）协助老年人取舒适体位时，应注意受伤踝部应抬高，稍高于心脏部位为宜。

（2）使用医用冰袋进行冷敷，应该提前检查冰袋是否完好。如冰袋破损渗漏，立即停止使用。如内容物不慎沾到皮肤、衣物等处，应及时用温水洗净。如内容物不慎溅到眼睛，应立即用清水冲洗。

（3）冷敷过程中，要密切观察老年人的反应，如出现寒战、皮肤苍白、发绀、紫绀、麻木、疼痛加剧等情况，应暂停使用。

【实践思考】

（1）照护工作过程中，面对老年人的不良情绪，你该如何解决？

（2）开展冷敷的实践练习。

【技能工单】

技能名称	老年人急性 软组织损伤处理	学时		培训对象	
学生姓名		联系电话		操作成绩	
操作设备		操作时间		操作地点	
技能目的	1. 掌握急性软组织损伤的定义和处理方法。 2. 掌握老年人急性软组织损伤的急救处理方法。 3. 熟悉冷疗的禁忌证和适应证。 4. 能运用冷敷法对老年人急性软组织损伤进行初步处理。				
技能实施	准备	1. 2. 3.			
	沟通安抚				
	评估				
	实施冷敷	1. 2. 3. 4. 5. 6.			
	整理				
	记录				
教师评价					

【活页笔记】

技能名称	老年人急性 软组织损伤处理	姓名		学号	
实践要求	结合技能实施流程，开展实践练习。2 人一组，分别扮演老年人和护理人员，进行老年人急性软组织损伤处理的模拟操作练习。一轮练习结束后，组员交换角色再次练习。				
实践心得体会					
反思与改进					
教师评价					

技能 26
老年人外伤包扎止血（ZL-26）

【技能目标】

知识目标

（1）掌握不同外伤包扎的操作方法。

（2）掌握老年人外伤出血的急救处理方法。

（3）熟悉老年人外伤出血的类型。

（4）了解各种外伤包扎材料。

能力目标

能对老年人外伤进行初步应急包扎止血处理。

素质目标

（1）具备吃苦耐劳的职业素养

（2）具有细心、耐心和责任心。

【相关知识】

一、外伤出血的观察要点

（1）观察老年人的面色、意识。

（2）观察老年人能否活动，受伤出血部位有无肿胀或外形改变等。

（3）观察导致老年人受伤的现场危险因素，若老年人能移动，帮助老年人尽快离开现场。

二、常见止血方法

1. 直接压迫止血

直接压迫止血适用于各种血管出血的初步止血，是一种简单有效的临时性止血方法。

操作要点：用无菌纱布或清洁手帕、毛巾、棉质衣物等直接置于出血处，按压止血。

2. 加压包扎止血

加压包扎止血适用于小动脉、静脉及毛细血管出血，是急救中最常用的止血方法之一。

关节脱位口有碎骨存在时禁用此法。

操作要点：用无菌纱布或清洁手帕、毛巾、棉质衣物等敷于伤口上，然后用绷带缠绕数圈加压包扎，加压的强度以达到止血又不影响血液循环为宜。

三、包扎常用材料

包扎的主要作用包括保护伤口、避免伤口受到再次污染、压迫止血、固定敷料、固定夹板及减轻疼痛。

包扎最常用的材料是绷带、三角巾，但在紧急情况下也可以使用清洁的毛巾、衣服、被单等代替。

四、常见包扎方法及注意事项

1. 常见包扎方法

常见包扎方法如表 7-26-1 所示。

表 7-26-1 常见包扎方法

包扎方法	适用范围	操作方法
环形包扎法	适用于绷带开始与结束时固定带端；包扎直径基本相同的部位的小伤口，如颈、腕、胸、腹等	（1）将绷带做环形重叠缠绕（不少于两圈）； （2）下一圈绷带将上一圈完全遮盖； （3）将绷带末端毛边反折，再用胶布或安全别针固定，或将带尾中间剪开分成两头，避开伤区打结固定（以下包扎方法均可采用这两种方式固定）
蛇形包扎法（斜绷法）	适用于从一处迅速延伸到另一处作简单固定；固定敷料或夹板	（1）将绷带环形缠绕两圈； （2）以绷带宽度为间隔，斜行上绕，互不遮盖； （3）将绷带再次环形缠绕两圈； （4）固定方法同环形包扎法
螺旋形包扎法	适用于包扎直径基本相同的部位，如上臂、手指、躯干、大腿等	（1）将绷带环形缠绕两圈； （2）将绷带稍微倾斜（＜30°），螺旋向上缠绕； （3）每圈绷带遮盖上一圈的 1/3~1/2； （4）将绷带再次环形缠绕两圈并固定
螺旋反折包扎法（折转法）	适用于直径不相同的部位，如前臂、小腿等	（1）将绷带环形缠绕两圈； （2）将绷带稍微倾斜（＜30°），螺旋向上缠绕； （3）每圈绷带均向下反折，遮盖上一圈的 1/3~1/2，反折部位应相同，使之成一直线； （4）将绷带再次环形缠绕两圈并固定，注意不可在伤口上或骨隆突处反折
"8"字形包扎法	适用于直径不相同的部位、屈曲的关节，如肘、肩、髋、膝等	（1）屈曲关节后在关节远心端环形包扎两圈； （2）右手将绷带从右下越过关节向左上绷扎，绕过后面，再从右上（近心端）越过关节向左下绷扎，如此反复，呈"8"字形，每圈覆盖上一圈 1/3~1/2，包扎范围为关节上 10 cm 至关节下 10 cm； （3）环形包扎两圈并固定

2. 包扎的注意事项

（1）操作时应小心谨慎，不要触及伤口，以免加重疼痛或导致伤口出血甚至感染。

（2）包扎时如遇皮肤皱褶处，如腋下、乳下、腹股沟等，需要用棉垫或纱布衬隔，骨隆突处也需要用棉垫保护。

（3）包扎方向为自下而上、由左向右、从远心端向近心端包扎，以助静脉血回流。

（4）包扎时应松紧适宜，避免影响血液循环或松脱。

（5）包扎四肢时应将指（趾）端外露，并观察皮肤血液循环。

（6）打结固定时，固定结应位于肢体的外侧面，切忌在伤口、骨隆突或易受压部位打结。

【技能导入】

赵爷爷，69岁，自理老人，独居。由于卫生间门口存在高差，赵爷爷出卫生间时不小心绊倒，右侧膝盖磕在门槛石棱上，造成该部位皮肤破损，伤口肿胀出血。赵爷爷目前感觉右侧膝盖疼痛，无其他不适，能行走。请你及时帮助赵爷爷处理伤口，包扎止血。

【技能分析】

一、评估健康问题

赵爷爷，69岁，自理老人，独居。摔伤后，出现右侧膝盖出血伴疼痛，但尚能行走，无其他不适，经评估未发生骨折。

二、采取对症的护理措施

根据赵爷爷的症状表现，应立刻采取护理措施，为赵爷爷进行伤口消毒和包扎止血。考虑患处为膝盖，应当采取"8"字形包扎法。

三、人文关怀

老年人摔跌受伤后，其患处损伤会伴随疼痛，操作者进行包扎时应该小心、谨慎，不要因为操作不当造成疼痛、出血加重，甚至感染。此外，操作者在包扎的同时要对老年人开展关心交流，体现人文关怀。

【技能实施】

一、操作流程

老年人外伤包扎止血的操作流程如表7-26-2所示。

表 7-26-2　操作流程

环节	步骤	注意事项
准备	物品准备：无菌纱布、绷带、胶布、剪刀、消毒剂、棉签、记录单、笔等	
	人员准备：护理人员装规范整洁，用七步洗手法洗净双手	
	环境准备：整洁安静，温度适宜，通风良好	
沟通	与老年人进行沟通，安慰老年人，取得老年人的配合	
评估	评估老年人的年龄、意识状态、摔伤经过、病情，告知其包扎止血的方法和目的	
实施包扎止血	（1）立即报告医务人员或老年人家属	
	（2）将老年人移至座椅或沙发上，协助老年人取舒适体位，膝关节屈曲于功能位	
	（3）携用物至老年人身旁，用棉签蘸消毒剂消毒伤口	
	（4）将无菌纱布放在伤口正上方，覆盖伤口	
	（5）根据老年人受伤部位，考虑采用"8"字形包扎法对右膝进行绷带包扎，包扎时绷带卷轴在上	
	（6）包扎起始处，将绷带头压好，环形包扎两圈，以免松脱	
	（7）第3圈绷带绕膝盖向近心端压住环形圈上1/3，第4圈绷带绕膝盖向远心端压住环形圈下1/3	
	（8）将绷带在膝关节后方交叉，反复上一步操作	
	（9）在膝关节上方环形包扎两圈	
	（10）用胶布固定绷带末端	
整理	协助老年人取舒适体位休息，洗手	
记录	记录老年人姓名、包扎部位、包扎方法、包扎时间、皮肤情况等	

二、操作注意事项

（1）进行伤口消毒时，操作应小心、谨慎，注意不要用手或其他部位触碰伤口，避免伤口污染或加重疼痛、出血等症状。

（2）包扎伤口时，将指（趾）端外露，并随时观察包扎附近皮肤血液循环，如有皮肤苍白、发绀、紫绀、麻木、疼痛加剧等情况，及时报告医生。

（3）包扎完如果将绷带末端中间剪开分成两头打结固定，固定结应放在肢体的外侧面，切忌在伤口、骨隆突或易受压部位打结。

【实践思考】

（1）如何在护理过程中体现对老年人的人文关怀？

（2）开展各类包扎方法的实践训练。

【技能工单】

技能名称	老年人外伤包扎止血	学时		培训对象	
学生姓名		联系电话		操作成绩	
操作设备		操作时间		操作地点	
技能目的	1. 掌握不同外伤包扎的操作方法。 2. 掌握老年人外伤出血的急救处理方法。 3. 熟悉老年人外伤出血的类型。 4. 了解各种外伤包扎材料。 5. 能对老年人外伤进行初步应急包扎止血处理。				
技能实施	准备	1. 2. 3.			
	沟通				
	评估				
	实施包扎止血	1. 2. 3. 4. 5. 6. 7. 8. 9. 10.			
	整理				
	记录				
教师评价					

【活页笔记】

技能名称	老年人外伤包扎止血	姓名		学号	
实践要求	结合技能实施流程，开展实践练习。2人一组，分别扮演老年人和护理人员，进行老年人外伤包扎止血的模拟操作练习。一轮练习结束后，组员交换角色再次练习。				
实践心得体会					
反思与改进					
教师评价					

技能 27
老年人烫伤应对（ZL-27）

【技能目标】

知识目标

（1）掌握老年人不同程度烫伤的急救处理方法。

（2）掌握烫伤的深度估算方法。

（3）熟悉烫伤的面积估算方法。

（4）了解烫伤、烧伤的相关概念。

能力目标

能够对老年人烫伤进行初步处理。

素质目标

（1）具备吃苦耐劳的职业素养。

（2）具有细心、耐心和责任心。

【相关知识】

一、相关概念

1. 烫伤

烫伤是指由高温液体（沸汤、沸水、热油）、高温蒸汽或高温固体（如灼热的金属）所致的损伤。

2. 烧伤

烧伤泛指由热力（火焰、热液、蒸汽、高温固体）、电能、放射线、化学腐蚀剂等致伤因子作用于人体引起的始于皮肤、由表及里的损伤。

二、烫伤程度的判断

烫伤程度取决于其面积和深度。

1. 烫伤面积估算

（1）手掌法：五指并拢的一只手为体表面积的1%，适用于估算小面积烫伤。

（2）九分法：烫伤面积的九分法是把人体总体表面积分为9个部分，头面颈占9%，双上肢18%，躯干部占27%，双下肢46%，如表7-27-1所示。该计算方法适用于成年人（包括老年人）。注意Ⅰ度烫伤不计入其中。

表7-27-1 烫伤面积估算九分法

部位	成年人各部位面积
头面颈	1个9%，共计9%； 头发部3%，面部3%，颈部3%
双上肢	2个9%，共计18%； 双手5%，双前臂6%，双上臂7%
双下肢	5个9%+1%，共计46%； 双臀5%，双足7%，双小腿15%，双大腿21%
躯干	3个9%，共计27%； 腹侧13%，背侧13%，会阴1%

2. 烫伤深度估算

（1）皮肤及皮下组织的结构：评估烫伤深度之前，必须先了解皮肤及皮下各层软组织的结构，包括皮肤（表皮、真皮）、皮下组织与肌肉，与烫伤深度及其症状密切相关的是皮肤与皮下组织的结构。

（2）烫伤深度评估：常用三度四分法评估烫伤深度。烫伤深度，由轻到重、由浅至深分为三度，即Ⅰ度烫伤、Ⅱ度（又分为浅Ⅱ度和深Ⅱ度）烫伤、Ⅲ度烫伤。

（3）不同深度烫伤的表现和预后如表7-27-2所示。

表7-27-2 不同深度烫伤表现及预后

烫伤分度		局部症状、体征	损伤深度及预后
Ⅰ度烫伤		部红、肿、热、痛、烧灼感，无水疱	• 仅伤及表皮生发层； • 3~5天愈合，不留瘢痕
Ⅱ度烫伤	浅Ⅱ度烫伤	水疱较大、创面底部肿胀发红，感觉过敏、剧痛	• 伤及真皮的乳头层； • 2周可愈合，不留瘢痕
	深Ⅱ度烫伤	水疱较小，皮温稍低，创面呈浅红或红白相间，感觉迟钝、微痛	• 伤及真皮深层； • 3~4周愈合，留有瘢痕
Ⅲ度烫伤		形成焦痂，创面无水痕、蜡白或焦黄，皮温低，感觉消失	• 伤及皮肤全层，达皮下、肌肉、骨等； • 2~4周焦痂分离，肉芽组织生长，形成瘢痕

三、注意事项

（1）老年人因神经系统及皮肤组织老化会出现痛、温觉减退，特别是患有糖尿病、血栓闭塞性脉管炎或心血管疾病的老年人，其周围神经病变，痛觉减退。因此，老年人在沐浴、泡脚、使用热水袋或洗澡时，温度过高或时间过长都可能造成皮肤烫伤。

（2）老年人的护理人员除了需要掌握烫伤后"泡、脱、盖、送"等应急处理方法、烫伤面积估算、烫伤深度评估等相关知识，还需要在日常生活中帮助老年人尽可能预防烫伤的发生。

【技能导入】

刘奶奶，69岁，自理老人，患有糖尿病8年，与老伴任爷爷夫妻二人共同居住在曙光小区。某冬日，刘奶奶在家中怀抱热水袋看电视时睡着了，因感到灼痛而醒来，刘奶奶发现自己左手背皮肤起了一个较大的水疱，周围皮肤肿胀发红，伴随疼痛。请你帮助刘奶奶做好烫伤后的护理工作。

【技能分析】

一、评估健康问题

刘奶奶，69岁，自理老人，与老伴共同居住。刘奶奶由于神经系统及皮肤组织老化且患有糖尿病，痛、温觉减退，怀抱热水袋取暖睡着时，热水袋水温过高加之手背皮肤长时间接触热水袋壁造成手背皮肤烫伤。经评估，刘奶奶烫伤部位为左手背，患处皮肤红肿伴随剧烈疼痛且产生较大水疱，属于浅Ⅱ度烫伤。

二、采取对症的护理措施

根据刘奶奶的症状表现及烫伤评估结果，应立刻采取"泡、脱、盖、送"的基本护理方法。

三、健康教育指导

老年人患有糖尿病，烫伤后伤口愈合较为困难，应该在日常生活中积极预防烫伤。因此，要加强对老年人及家属在烫伤预防方面的健康教育指导。

【技能实施】

一、操作流程

老年人烫伤应对的操作流程如表7-27-3所示。

表 7-27-3　操作流程

环节	步骤	注意事项
准备	物品准备：无菌纱布、毛巾、冰块、水盆、烫伤药膏等	
	人员准备：护理人员装规范整洁，用七步洗手法洗净双手	
	环境准备：整洁安静，温度适宜，光线充足	
沟通	与老年人进行沟通，了解其受伤原因，安抚老年人，并取得其配合	
评估	评估老年人的年龄、意识状态，判断烫伤部位、面积、程度等	
Ⅱ度烫伤的应急照护	（1）立即报告医务人员或老年人家属	
	（2）泡：将老年人移至卫生间，协助老年人将患处放在凉水中低压冲洗；或用水盆装好凉水，将老年人患处放置于凉水中，进行 30 分钟以上的冷却治疗	
	（3）脱：如果烫伤处被衣物遮盖，应该在冲洗降温后，脱下烫伤处的衣物。注意脱衣过程中，需要谨慎小心，防止加大创面，必要情况下可以剪掉伤处的衣物	本案例伤处在手背，故此步骤省略
	（4）盖：将无菌纱布（或干净的布、衣物、毛巾）放在伤口正上方，覆盖伤口，保护水疱，防止感染	
	（5）送：上述处理完毕后，送往医院就医	
健康教育指导	向老年人及共同居住的家人开展预防烫伤的健康教育指导，包括湿热敷、热水坐浴时的正确方法及注意事项，使用生活设施设备（如使用热水袋、使用取暖器、微波炉、电磁炉等）的注意事项	
整理	整理用物，洗手	
记录	记录老年人的烫伤原因、烫伤面积、烫伤程度及处理要点	

二、操作注意事项

1. Ⅰ度烫伤的应急照护

（1）立即将烫伤处浸泡在凉水中进行 30 分钟以上的冷却治疗。如有冰块，可以把冰块敷于烫伤处冷却。

（2）若烫伤部位不能浸泡在冷水中，可将烫伤部位用毛巾包好，再在毛巾上浇水或用冰块冷敷。

（3）冷却治疗后，将烫伤膏涂于烫伤处，一般 3~5 天可自愈。

2. Ⅲ度烫伤时应急照护

（1）立即用清洁的被单或衣服简单包扎，避免污染或再次损伤，创面不要涂擦药物，保持清洁，迅速就医。

（2）如发现老年人面色苍白、意识不清甚至昏迷，应及时拨打"120"。

3. 其他注意事项

（1）冷却治疗有降温、减轻余热损伤、减轻肿胀、止痛、防止起疱等作用。

（2）切勿使用酱油、牙膏、肥皂等民间土方涂抹烫伤处，以免贻误病情甚至导致感染等不良后果。

（3）若烫伤处已产生水疱且水疱已破，不可浸泡，以防感染。可用无菌纱布或干净手帕包裹冰块，冷敷于烫伤处周围，立即就医。

【实践思考】

（1）如何对老年人开展预防烫伤的健康教育指导？

（2）以小组为单位，开展应对不同程度烫伤的照护实践训练。

【技能工单】

技能名称	老年人烫伤应对	学时		培训对象	
学生姓名		联系电话		操作成绩	
操作设备		操作时间		操作地点	
技能目的	1. 掌握老年人不同程度烫伤的急救处理方法。 2. 掌握烫伤的深度估算方法。 3. 熟悉烫伤的面积估算方法。 4. 了解烫伤、烧伤的相关概念。 5. 能对老年人烫伤进行初步处理。				
技能实施	准备	1. 2. 3.			
	沟通				
	评估				
	Ⅱ度烫伤的应急照护	1. 2. 3. 4. 5.			
	健康教育指导				
	整理记录				
教师评价					

【活页笔记】

技能名称	老年人烫伤应对	姓名		学号	
实践要求	结合技能实施流程，3人一组，分别扮演老年人、老年人家属及护理人员，开展应对老年不同程度烫伤的护理及健康教育指导实践练习。一轮练习结束后，组员交换角色再次练习。				
实践心得体会					
反思与改进					
教师评价					

技能 28
老年人异物卡喉应对（ZL-28）

【技能目标】

知识目标

（1）掌握海姆立克急救法的操作方法。

（2）熟悉异物卡喉的危害。

（3）熟悉老年人异物卡喉的常见原因。

能力目标

（1）能够正确实施海姆立克急救法。

（2）能够准确观察老年人施救后的表现，并进行初步处理。

（3）能够判断老年人是否出现并发症。

素质目标

（1）具备沉着冷静应对危急情况的心理素质。

（2）具备敬畏生命、"时间就是生命"的急救意识。

（3）具备尊老敬老、以人为本的职业素养，有慎独精神。

【相关知识】

一、基本概念

1. 气道异物

气道异物一般是指喉、气管及支气管外入性异物，常见于老年人和儿童。一旦发生食物卡喉，如短时间内不及时抢救处理，极易导致窒息死亡。

2. 异物卡喉

异物卡喉是指异物卡在咽喉甚至进入气管，阻塞呼吸道，可引起咽喉异物感、咽喉疼痛、吞咽梗阻甚至窒息等。

二、异物卡喉的常见原因

（1）抢食或暴食。多见于精神障碍及中重度阿尔茨海默病患者。多因服用抗精神病药物而发生锥体外系的不良反应，出现吞咽肌运动不协调，使食物卡在咽喉甚至进入气管。

（2）药物不良反应或癫痫。进食时抽搐发作或药物反应致咽肌运动失调均可造成异物卡喉。

（3）边进食或进水，边说笑、走路、玩耍、运动。坚果、果仁、糖块、甜果冻等细小或光滑的食物容易通过开放的软骨处滑入咽喉或气管。

三、异物卡喉的识别

（1）异物卡喉时，如果气管局部堵塞，老年人会有明显的异物感或疼痛，突然不能进食，可出现呛咳、咳嗽微弱无力、不能发音、喘鸣、呼吸困难、面色口唇发绀等情形。

（2）异物进入气管后，严重者可完全堵塞气管，老年人常双手呈"V"字形紧贴喉部，面色灰暗，双眼圆睁，双手掐住喉部，表情痛苦，伴有濒死感。严重者会迅速出现窒息，导致意识丧失，甚至呼吸、心脏骤停。

（3）不管是异物卡喉，还是呕吐物误吸或痰液堵塞，都会造成老年人严重呼吸困难、窒息，可很快出现严重缺氧，甚至危及生命，必须在数分钟内紧急清除进入咽喉或气管的异物，恢复呼吸道通畅。

四、海姆立克急救法

海姆立克急救法，又称"海姆立克腹部冲击法"，是一种利用肺部残留气体形成气流冲击异物的急救方法。当异物进入气管时，应立即采取海姆立克急救法进行抢救，紧急排除进入气管的异物，恢复呼吸道通畅。

具体原理：护理人员环抱老年人，向其上腹部快速施压，造成膈肌突然上升，胸腔压力骤然增加，由于胸腔是密闭的，只有气管一个开口，胸腔内的大量气体（450~500 mL）就会在压力作用下突然涌向气管，将异物冲出，恢复气管通畅。

【技能导入】

王奶奶，85岁，生活部分自理，目前居住在某福利养老院，患有轻度阿尔茨海默病。某天，王奶奶吃饭时突然面部通红，双手抓喉，表情痛苦，护理人员发现了异样，马上沉着冷静地对王奶奶进行救助。

【技能分析】

一、老年人的基本情况

（1）王奶奶，85岁，生活部分自理。

（2）王奶奶居住在福利养老院。

（3）王奶奶患有轻度阿尔茨海默病。

二、老年人的现存重点问题

王奶奶吃饭时突然面部通红，双手抓喉，表情痛苦，判断为异物卡喉，应立即采取海姆立克急救法。

【技能实施】

一、操作流程

老年人异物卡喉应对的操作流程如表 7-28-1 所示。

表 7-28-1　操作流程

环节	步骤	注意事项
准备	评估：老年人的身体情况，有无意识不清，是否能够站立或坐起	
	环境准备：光线充足，室内安静	
	老年人准备：清醒者站在护理人员身前，倾身向前，头部略低、张嘴；昏迷者取仰卧位	
	人员准备：如老年人意识清醒，护理人员应站在老年人身后，使老年人倾身向前，头部略低，张嘴；如老年人处于昏迷状态，护理人员应将老年人置于仰卧位，双腿跪于老年人的大腿两侧	
操作流程	1. 意识清醒的老年人 护理人员应协助老年人咳嗽或用手指取出喉部异物，若无效，立即用海姆立克急救法帮助老年人去除异物。 操作方法：护理人员站在老年人身后，双臂分别从两侧腋下前伸并环抱老年人，一手握拳于脐上方两横指处，另一手从前方握住手腕，双手向后、向上快速地用力挤压，迫使其上腹部下陷。反复实施，直至异物排出为止	老年人胸腹部组织的弹性较弱，用力过猛易导致腹部或胸腔内脏破裂、出血、骨折等，应把握好急救力度
	2. 昏迷、无法站立的老年人 老年人就地仰卧，头偏向一侧，护理人员两腿分开跪于其大腿外侧，双手叠放，用手掌根顶住腹部（脐部上方），有冲击性地、快速地向后上方压迫，然后打开下颌，如异物已被冲出，迅速掏出清理	若老年人发生心脏骤停，清除气管异物后立即实施心肺复苏
	3. 自救法 一手握拳抵住上腹部，另一手抓紧拳头，快速向上、向后冲击，反复实施	做好健康教育指导，告知老年人如发生异物卡喉，可用力咳嗽，也可采取自救法
	操作后询问老年人有无不适，检查有无并发症发生，必要时转送医院继续诊治	
总结	撰写老年人异物卡喉的实际处理情况，由老年人或家属签字确认	
整理	工作人员整理物品，与老年人及家属道谢离开	

二、操作注意事项

（1）老年人胸腹部组织的弹性较弱，用力过猛易导致腹部或胸腔内脏破裂、出血、骨折等，应把握好急救力度。

（2）若老年人发生心脏骤停，清除气管异物后立即实施心肺复苏。

（3）做好健康教育指导，告知老年人如发生异物卡喉，可用力咳嗽，也可采取自救法。

【 实践思考 】

（1）如何识别老年人异物卡喉？

（2）老年人独自一人时，遇到异物卡喉该如何处理？

【技能工单】

技能名称	老年人异物卡喉应对	学时		培训对象	
学生姓名		联系电话		操作成绩	
操作设备		操作时间		操作地点	
技能目的	1. 掌握海姆立克急救法的操作方法。 2. 熟悉异物卡喉的危害。 3. 熟悉老年人异物卡喉的常见原因。 4. 能正确实施海姆立克急救法。 5. 能准确观察老年人施救后的表现，并进行初步处理。 6. 能判断老年人是否出现并发症。				
技能实施	准备	1. 2. 3.			
	操作流程				
	总结				
	整理				
教师评价					

【活页笔记】

技能名称	老年人异物卡喉应对	姓名		学号	
实践要求	结合技能实施流程，开展实践练习。2人一组，分别扮演老年人和护理人员，进行老年人异物卡喉的模拟操作练习。一轮练习结束后，组员交换角色再次练习。				
实践心得体会					
反思与改进					
教师评价					

技能 29
老年人心脏骤停应对（ZL-29）

【技能目标】

知识目标

（1）掌握心肺复苏的操作方法，能识别心肺复苏成功的标志。

（2）熟悉心脏骤停的判断。

（3）了解心脏骤停的概念。

能力目标

能够独立实施心肺复苏的规范操作。

素质目标

（1）具备沉着冷静应对危急情况的心理素质。

（2）具备敬畏生命、"时间就是生命"的急救意识。

（3）具备尊老敬老、以人为本的职业素养，有慎独精神。

【相关知识】

一、基本概念

1. 心脏骤停

心脏骤停是指各种原因引起的心脏射血功能的突然终止，大动脉搏动与心音消失，导致重要器官（如脑）严重缺血、缺氧，导致生命终止。这种出乎意料的突然死亡，医学上又称"猝死"。主要表现为意识突然丧失、大动脉搏动消失、呼吸停止、瞳孔散大等。引起心脏骤停最常见的原因是心室纤维颤动。

注意：心脏骤停后脑血流量急剧减少，可导致意识突然丧失，伴有局部或全身性抽搐。心脏骤停刚发生时，脑中尚存少量含氧的血液，可短暂刺激呼吸中枢，出现呼吸断续，呈叹息样或短促痉挛性呼吸，随后呼吸停止。心脏骤停时皮肤苍白或发绀，瞳孔散大，由于尿道括约肌和肛门括约肌松弛，可出现大小便失禁。

2. 心肺复苏

心肺复苏是针对呼吸、心脏骤停的一种抢救措施，目的是恢复患者的自主呼吸和自主循环。

二、心脏骤停的判断

（1）一呼：突然意识丧失，呼之不应。

（2）二摸：心跳及大动脉（颈动脉或股动脉）搏动消失。应触摸颈动脉（气管与胸锁乳突肌之间的凹陷处），判断是否有颈动脉搏动。

（3）三看：呼吸停止，看胸廓无起伏。

（4）四照：瞳孔散大，对光反射消失。可用手电筒照射眼睛，观察瞳孔对光反射。

三、心肺复苏成功的标志

心肺复苏（cardio pulmonary resuscitation，CPR）是针对呼吸和心脏骤停的伤者所采取的抢救措施，如胸外心脏按压、人工呼吸、除颤等，目的是尽快使伤者恢复有效通气和循环，维持脑的灌注，减轻脑组织长时间缺血、缺氧导致的伤害。心肺复苏分为3个步骤：胸外按压（compression，C），开放气道（airway，A），人工呼吸（breathing，B），即CAB。

心肺复苏成功的标志：颈动脉搏动恢复，自主呼吸恢复，面色由紫绀转红润，对光反射恢复，瞳孔由大变小，肢端转暖，肢体出现活动等。

四、注意事项

心脏骤停3秒出现头晕，10~20秒出现晕厥，30~40秒出现瞳孔散大，呼吸骤停1分钟后大小便失禁，4~6分钟脑组织细胞发生不可逆转的损伤。

【技能导入】

李爷爷，68岁，平时身体健康状况良好，近期偶尔有心脏疼痛的感觉。今天早上李爷爷在照护人员陪同下在花园散步，突然摔倒在地，呼之不应。照护人员观察到李爷爷面色苍白，无胸廓起伏，初步判断其可能发生心脏骤停，立即采取心肺复苏对李爷爷进行急救。

【技能分析】

一、老年人的基本情况

（1）李爷爷，68岁。

（2）李爷爷平时身体健康状况良好，近期偶尔有心脏疼痛的感觉。

二、心肺复苏成功的标志

心肺复苏成功的标志包括颈动脉搏动恢复，自主呼吸恢复，面色由紫绀转红润，对光反射恢复，瞳孔由大变小，肢端转暖，肢体出现活动等。

【技能实施】

一、操作流程

老年人心脏骤停应对的操作流程如表 7-29-1 所示。

表 7-29-1 操作流程

环节	步骤	注意事项
准备	物品准备：硬板床、简易呼吸器、纱布、记录单、手电筒等	如伤者触电，操作者应先及时切断电源或用干木棒挑开电线；必要时做好自身防护措施；判断意识时禁止摇晃伤者身体；有条件者可使用自动体外除颤器（automated external defibrillator, AED）
	人员准备：着装规范、整洁	
	评估呼救：轻拍重喊，判断意识	
	环境安全：远离灾害现场等危险环境	
	救治能力：评估自身救治能力	
	紧急求助：指定人员拨打"120"急救电话	
操作流程	（1）安置体位：使伤者仰卧于硬质平面；若伤者在软床上，胸下必须垫一块木板	颈部无损伤者，可翻转成仰卧位，操作者将伤者的头、颈、躯干保持在同一轴线上，将其双手放于身体两侧，保证其身体无扭曲，一手于后脑固定颈椎，一手绕过伤者腋下固定肩膀翻身；怀疑有头颈、脊椎外伤者，不宜搬动，以免造成二次损伤
	（2）心肺评估：操作者站（跪）于伤者右侧，双腿分开与肩同宽，解开伤者的衣领、腰带等，观察伤者胸腹部有无起伏，胸廓一起一伏为一次呼吸，同时触摸颈动脉（气管与胸锁乳突肌之间的凹陷处），判断有无搏动，评估 5~10 秒	
	（3）胸外按压（C）：①按压部位：胸骨中下 1/3 交界处，位于两乳头连线中点处；②按压姿势：操作者跪于伤者右侧，上半身前倾，两臂伸直，一手掌根放于胸骨，另一手平行重叠压在手背，十指相扣，手指尽量翘起，有节奏地连续按压 30 次；③按压深度：成人胸骨下陷 5~6 cm；④按压频率：成人 100~120 次 / 分，节律均匀（按压时间：回复时间 =1：1）	按压强调"用力接，快速按，不间断"；按压部位要正确，否则易导致肋骨骨折、损伤大血管或胃内容物反流等；胸外按压时，肘关节必须伸直，掌根用力，手指翘起不贴胸壁，倾身向前，用身体的力量垂直下压，而后迅速放松，使胸廓充分回弹，掌根不离开胸壁；按压频率要适宜，在 15~18 秒内完成 30 次按压

续表

环节	步骤	注意事项
	（4）开放气道（A）：①清理气道：检查口鼻腔内有无异物，取出活动义齿及异物；判断颈部有无损伤；②开放气道：仰面抬颌，左手肘关节着地，手掌压低前额，右手食指和中指轻抬下颌	开放气道时，抬下颌的手指切勿压迫气管，应置于一侧下颌角处
	（5）人工呼吸（B）：用压于伤者前额手的拇指和食指捏住其两侧鼻翼，正常吸气后充分张嘴完全包住伤者口腔并密合，缓缓吹气1秒以上，同时眼睛余光观察到胸廓明显上抬，放开捏鼻手，胸廓自然回落后第二次吹气，连续吹气两次	每次吹气量为500~600 mL，操作者眼睛余光能看到胸廓明显起伏，吹气时间超过1秒，每6秒吹气1次；单人进行心肺复苏时，按压和通气的比例为30∶2，连续5个循环后迅速判断复苏效果
整理	（1）专业人员再次评估伤者的颈动脉搏动、自主呼吸、面色、口唇、甲床和皮肤色泽特征、瞳孔、对光反射、肢端温度等	
	（2）心肺复苏过程中伤者有苏醒迹象即表明复苏成功	操作时间4~6分钟
	（3）非专业人员只需要评估伤者的自主呼吸是否恢复	
	（4）帮助伤者整理衣物，将其头偏向一侧，安慰伤者，予以心理支持和人文关怀，等待救护车到来	关怀伤者，根据病情为其提供相应的健康指导

二、操作注意事项

（1）心肺复苏的操作时间一般为4~6分钟。

（2）关怀伤者，根据病情为其提供相应的健康指导。

【实践思考】

（1）如何判断老年人出现心脏骤停？

（2）老年人心肺复苏的操作流程是什么？

（3）老年人心肺复苏成功的标志是什么？

【技能工单】

技能名称	老年人心脏骤停应对	学时		培训对象	
学生姓名		联系电话		操作成绩	
操作设备		操作时间		操作地点	
技能目的	1. 掌握心肺复苏的操作方法,能识别心肺复苏成功的标志。 2. 熟悉心脏骤停的判断。 3. 了解心脏骤停的概念。 4. 能够独立实施心肺复苏的规范操作。				
技能实施	准备	1. 2. 3. 4.			
	操作流程	1. 2. 3. 4. 5.			
	整理				
教师评价					

【活页笔记】

技能名称	老年人心脏骤停应对	姓名		学号	
实践要求	结合技能实施流程，开展实践练习。3人进行老年人心脏骤停应对的模拟操作，1人扮演老年人，1人扮演老年人家属，1人进行模拟操作。完成后再交换角色实践练习。				
实践心得体会					
反思与改进					
教师评价					